日本の高価値医療シリーズ 7

急性腹症チャレンジケース
—自己学習に役立つ18症例

島田 長人 編集
東邦大学医療センター大森病院
総合診療・急病センター（総合診療外科）

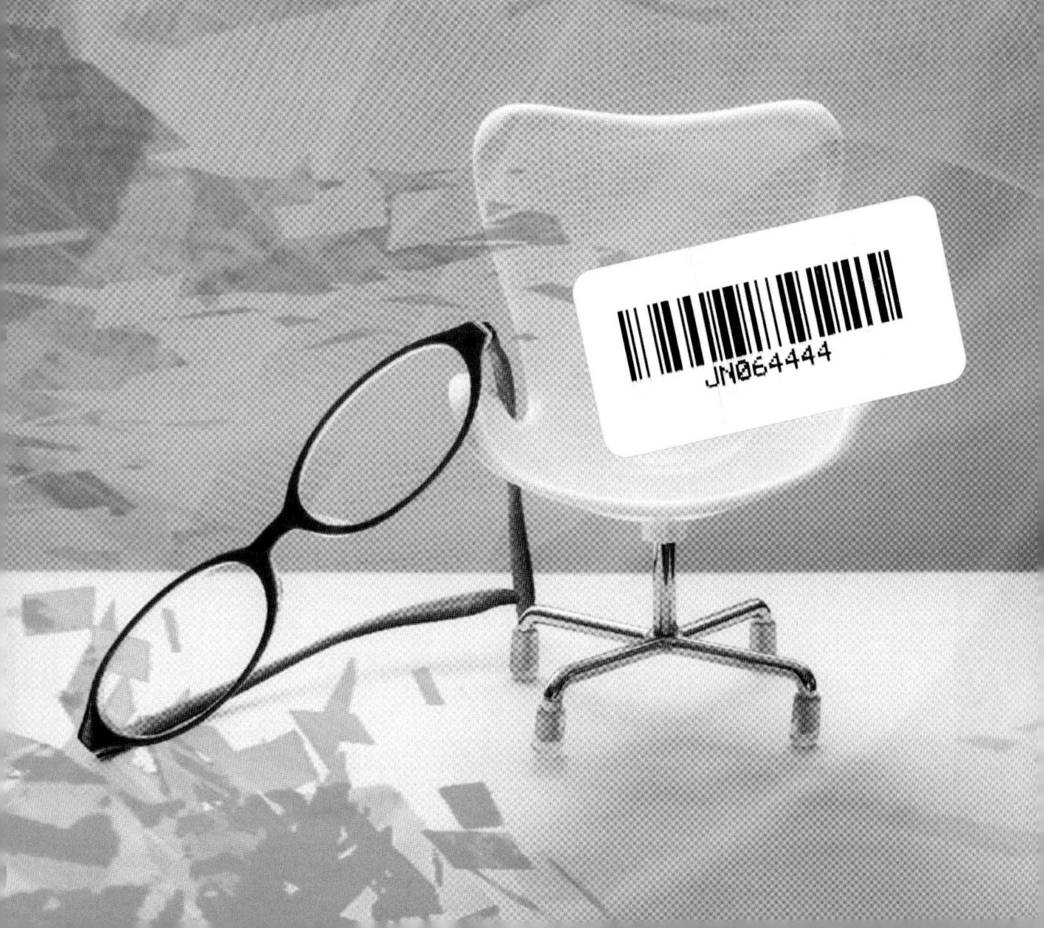

「日本の高価値医療　High-value Care in Japan」単行本シリーズ　刊行に当たって

医師の役割はひとりひとりの患者にとって価値の高い医療を患者と話し合いながら賢く選択 していくことです．米国の医療経済学者によると，米国の国民医療費の総額のうち約３分の１は「低価値医療 Low-value Care」と言われます．すべての国の医療には Low-value Care があります．米国に引き続き，カナダや英国，スイスなどでは，低価値なケアの内容をリストアップして，医師と患者の双方に対して，その適応を「再考」するように促す活動を開始しました．一方，わが国では，「ジェネラリスト教育コンソーシアム」が中心となって，Choosing Wisely Japan 活動が結成され，ムック版シリーズ（当日の face to face の議論と依頼論文で構成する本と雑誌の中間の体裁）でその内容が紹介され，大きな反響を得ました（カイ書林，2014 年）．またその第９回「ジェネラリスト教育コンソーシアム」では，日本であまり行われていない「高価値医療 High-value Care」と，日本でよく行われている「低価値医療 Low-value Care」を取り上げ，その低価値リストのなかで「避けるべき・止めるべき」優先順を決定し，ムック版を 2016 年４月に刊行しました（カイ書林，2015 年）．

このような活動の上に立ち，世界の医学界の趨勢を展望して，このたび私たちは，「日本の高価値医療　High-value Care in Japan」単行本シリーズを刊行します．

この単行本シリーズでは，

・高価値なケア High-value Care をもっとやってみよう．
・不十分なケア Low-value Care は改善しよう．

の２つを柱に，教育的な症例や事例を挙げて日常診療の指標を提供します．

高価値なケアには，「こうすれば患者ケアは成功し，患者の満足度も高まる」という最新のエビデンスを提供します．

低価値なケアには，「このような医療介入では，患者に起こる有害リスクが大きくなり，ケアにむだが生じ，患者満足度も上がらない」という注意点を提供します．そしてベストプラクティスのための科学的エビデンスと臨床基本技能のアドバイスを，指導医と研修医の対話形式で，平易に解説します．また論稿のポイントを世界に発信するために各論稿の末尾に英語で要旨を記載します．

本シリーズは，沖縄からスタートします．そして，全国の家庭医，病院総合医の多くのジェネラリストの諸先生，施設のご協力を得て，わが国にこれまでに見なかった新しい出版活動を展開していきたいと思います．

2016 年７月７日　那覇にて

群星沖縄臨床研修センター　徳田 安春
沖縄県立南部医療センター・こども医療センター　仲里 信彦
稲福内科医院　稲福 徹也
沖縄県立宮古病院　本永 英治
沖縄県立中部病院　本村 和久

序文

日常の救急診療では，「腹痛」は頻度の高い愁訴であり，限られた時間のなかで的確な診断と治療が要求される．しかし，その診療は必ずしも容易ではなく，診断や初期対応に難渋する場合も少なくない．

2015 年に『急性腹症診療ガイドライン 2015』が出版された．このガイドラインは，日本腹部救急医学会をはじめ，日本医学放射線学会，日本プライマリ・ケア連合学会，日本産科婦人科学会，日本血管外科学会と幅広い領域の学会が作成に関わっている．本書の特徴は，各疾患には言及せず，症状から診断，初期対応を解説した内容となっている点にある．治療を主とする臓器別専門医と異なり，症候を扱い診断・初療を行う一般内科医や外科医あるいは総合診療医の先生方にとって，日常診療に活かせる実践的なガイドラインと考えられる．

今回，日常経験する腹痛患者さんの診療経過をガイドラインと突き合わせながら振り返ることで，このガイドラインの有用性について検証してみた．本書では，腹痛を主訴とした 18 症例を収載した．研修医と指導医の 2 名の対話形式で，ガイドラインを参考に臨床推論を進めていく．症例ごとに日常診療で遭遇しやすい pitfall を避けるための「**Words of Acute Abdomen**」を設け，さらに，症例の後半には，価値ある医療とは何か？そして陥りやすい低価値な医療とは何か？についても言及した．

医学生や研修医はもちろんのこと，第一線で活躍されている勤務医や開業医の先生方にぜひご一読いただきたい．日々の診療に追われ，多忙を極めている先生方が多いと思われるが，さりげなく過ぎ去っていく日常診療の中で，われわれ医療者が提供すべき価値ある医療とはないか，について考える機会となれば幸いである．

最後に，本書の企画，編集に多大なご尽力を賜りましたカイ書林の皆さんに心から感謝の意を表します．

2021 年 4 月　　島田 長人

目次

略歴

しまだ ながと
島田 長人

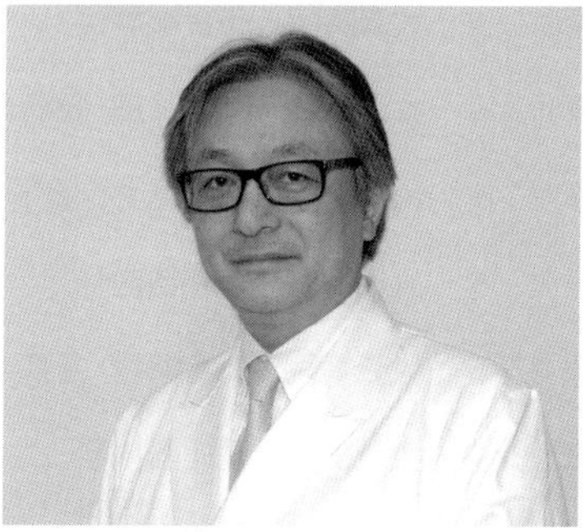

東邦大学医療センター大森病院　教育企画管理部長　臨床教授
総合診療・急病センター (総合診療外科)

1982 年　東邦大学医学部卒業
1991 年　東邦大学医学部付属大森病院第 2 外科助手
1999 年　東邦大学医学部付属大森病院第 2 外科講師
2005 年　東邦大学医療センター大森病院総合診療・急病センター助教授
2009 年　東邦大学医療センター大森病院副院長（～ 2012 年）
2009 年　東邦大学医療センター大森病院医師臨床研修プログラム責任者（～現在）
2012 年　東邦大学医療センター大森病院院長補佐（～現在）
2012 年　東邦大学医療センター大森病院教育企画管理部長
2012 年　東邦大学医療センター大森病院臨床教授
2020 年　東京工業大学非常勤講師

医学博士
日本外科学会認定医・専門医・指導医
日本消化器外科学会認定医・専門医・指導医
日本消化器外科学会消化器がん外科治療認定医
日本病院総合診療医学会認定病院総合診療医
日本腹部救急医学会腹部救急認定医・教育医

日本ヘルニア学会理事・評議員
日本病院総合診療医学会評議員
日本腹部救急医学会評議員
日本臨床外科学会評議員
東京ヘルニアアカデミー世話人　など

執筆者一覧（五十音順）

島田 長人 東邦大学医療センター大森病院　総合診療・急病センター（総合診療外科）

髙地 良介 東邦大学医療センター大森病院　総合診療・急病センター（総合診療外科）

澤野 貴亮 東邦大学医療センター大森病院　消化器センター（消化器外科）

塩澤 一恵 東邦大学医療センター大橋病院　消化器内科

本田 善子 東邦大学医療センター大森病院　総合診療・急病センター（総合診療外科）

松井 貴史 東邦大学医療センター大橋病院　消化器内科

皆川 輝彦 東邦大学医療センター大森病院　総合診療・急病センター（総合診療外科）

渡邉 学 東邦大学医療センター大橋病院　消化器内科

急性腹症 チャレンジケース

Ⅰ Basic course

Case

1　炎症所見と腹水を伴う腸閉塞ー外科医に相談？
2　痩せた中高年女性の腹痛･嘔吐ーまずは下着を下ろせ？
3　笑いで増強する若い女性の右上腹部痛ー腹膜炎？
4　臥位で消失する右下腹部痛ー診断は？
5　前医で腸重積と診断―緊急手術？
6　中年女性の右上腹部痛ー画像検査の first は？
7　腹部所見に乏しい持続痛ー急性胃腸炎？
8　妊婦の急性腹症―さあ、どうする？
9　定期受診の呼吸器内科の患者さんー肺炎で緊急手術？

Case1　炎症所見と腹水を伴う腸閉塞 ―外科医に相談？

Words of Acute Abdomen

腸閉塞の腹水貯留は「危険なサイン」と安易に判断しない

CHALLENGE CASE

患　者： 60歳代，女性.

主　訴： 下腹部痛

病　歴： 3日前の午後から，下腹部痛と嘔気・嘔吐が出現した．近医を受診したところ，「軽度の腸閉塞が疑われる」と言われ，外来で輸液を受けた．食事を制限し，自宅で様子をみながら近医に通院していたが，腹痛や嘔吐が軽快せず，当院の救急外来に搬入された.

既往歴： 十二指腸潰瘍（内服薬で加療）．開腹歴（－）.

家族歴： 特記すべきことなし.

薬・食物・金属アレルギー（－）

身体所見： 血圧126/70 mmHg．脈拍90回/分・整．呼吸数14回/分，体温36.8 ℃．意識清明．眼瞼結膜に貧血はなく，眼球結膜に黄染はない．胸部は心音純，呼吸音清．腹部はやや膨隆．腸雑音はやや減弱．明らかな圧痛や腹膜刺激徴候はない.

Tutorial

(総合診療研修医 G)：先生，先ほど連絡があった腸閉塞の疑いの紹介患者さんが救急外来に到着しました．こちらが紹介状です．

　平素よりお世話になっております．この度は，腸閉塞疑いの患者様をご紹介申し上げます．3日前に下腹部痛と嘔吐で当院を受診されました．腹部には明らかな筋性防御はないのですが，自発痛が比較的強いので検査を行いました．腹部単純X線検査では，明らかな鏡面像はありませんが，小腸ガス像がやや多い印象がありました．腹部超音波検査を施行しましたところ，小腸の拡張像を認めました．開腹歴はありませんが腸閉塞が否定できず，外来で輸液500 mLを行い経過観察としました．なお，このときの血液検査では，白血球数は12,900 /μLと増多していました．翌日再診していただき，再度超音波検査を施行しましたら，小腸の拡張像とともにダグラス窩に腹水貯留が出現していました．血液検査では，白血球数11,000 /μL，CRP3.6 mg /dLでした．大きい病院で診てもらいましょう，とお話ししたのですが，もう少し自宅で様子をみたいとおっしゃったので，外来で輸液と抗菌薬を点滴し経過をみました．

　昨日，再度外来に来ていただきましたところ，痛みが腹部全体に拡がっていました．排ガスや排便がないようなので，グリセリン浣腸60 mLを2回施行しましたが，反応便が少しあった程度でした．同様に補液で経過をみて，本日再診して頂いたのですが，腸閉塞症状が軽快しておらず，何とか患者様を説得して，貴院にお願いすることになりました．恐れ入りますがご高診ご加療のほどよろしくお願いいたします．

(指導医 M)：紹介状をみると経過が少し長いですね．開腹歴のない腸閉塞で，発症から今日で4日目になります．腹水貯留もあるようなので，ちょっと心配ですね．ところで，開腹歴のない腸閉塞の臨床的特徴を知っていますか？

G：開腹歴がある場合は，原因が癒着による単純性腸閉塞が多くて，その70～80 %は保存的治療で軽快するとされていますが，開腹歴がない場合は？う～ん，わかりません．

M：実は，開腹歴のない腸閉塞では，手術治療を必要とする場合が多い傾向があります．報告によっては約 60 %を占めるとされ，その原因として，バンド形成や内ヘルニア，大腸捻転などの複雑性腸閉塞が多いとされています．

G：ということは，この患者さんも複雑性腸閉塞の可能性が否定できないということですか？

M：そうです．なので，至急，問診と診察，検査を再検討してみましょう！
G：わかりました！

・・・・・・・・・・・・・・・・・・・・・・・・・・・・・・・・・・・

M：まず，来院時の身体所見はどうですか？危険なサインはありますか？急性腹症の診療アルゴリズム（2 step methods）を参考してみましょう．

G：はい．まずはバイタルサインの評価です．呼吸や血圧も問題ありません．ABCD には異常ないと思います．

M：紹介状を読んだら，少し心配になりましたが，とりあえず緊急性はなさそうですね．『急性腹症診療ガイドライン 2015』の **CQ 102** には，「バイタルサインに異常がなければ，病歴，腹部所見から緊急手術の必要性を判断する．また血液・画像検査から手術を必要とする病態の合併について診断する」とあります．それではまず，病歴と身体所見を見直してみましょう．まず，現在の腹部所見はいかがですか？

G：腹部はやや膨隆していますが，明らかな圧痛や腹膜刺激徴候はありません．

M：前医のデーターでは，白血球数の増多がありますし，腹水も認めていたとのことですが，腹部所見は軽度ですね．自発痛の程度や性状はどうですか？

G：患者さんにもう一度聞いてみました．痛みは，最初は持続痛とのことでした．痛みはかなり強かったそうで，我慢できずに病院に駆け込んだと言っていました．その後から，徐々に気持ち悪くなって嘔吐したようですが，その頃から，時々差し込むような間欠的な痛みが出てきたと言っていました．血液検査で白血球数も高く，腹水も貯まっていると言われ，だいぶ入院を勧められたようです．ただ，患者さんは，点滴してもらったら結構元気になったので，通院で治療してくださいと頼み込んだと言っていました．

M：なるほど，腸閉塞と仮定して，危険なサインとそうでないサインが混在していますね．少し整理してみましょうか．

G：危険なサインというのは，絞扼性腸閉塞などの腸管虚血を示唆する所見ということですね．了解しました．

絞扼性を示唆する所見

1）　開腹歴（－）
2）（最初の）持続痛
3）　炎症所見（白血球数増多・CRP 上昇）
4）　腹水貯留

単純性を示唆する所見

1）　バイタル安定・発熱（－）
2）（後の）間欠痛
3）　腹膜刺激徴候（－）
4）　意外と元気

M：だいぶ良い感じで情報が整理されてきましたね．腸閉塞の原因が絞り込めそうです．

G：え～？私にはさっぱりわかりません．腸閉塞で炎症所見があり腹水も貯まっているので，早く外科の先生に連絡して手術の方向で検討してもらった方が良いと思っています．

M：まあ，そう焦らないで，まずは検査をしてみましょう．検査の選択はどうしますか？

G：炎症所見の推移や脱水の有無をチェックしたいので，血液・尿検査をやります．画像検査では，腎機能に問題がなければ腹部造影 CT を施行したいと思います．

M：わかりました．では，まず血液・尿検査（**Box 1**）をみてみましょう．

Box 1　血液・尿検査所見

【血算】		【生化学】			
WBC	7900 /μL	CRP	1.2 mg/dL	T-CHO	221 mg/dL
RBC	4.38×10^6/μL	Na	141 mM	γ-GPT	18 U/L
Hb	13.9 g/dL	K	3.8 mM	AMY	58 U/L
Ht	41.1 g/d	Cl	107 mM	CK	113 U/L
PLT	3.54 万 /μL	T-P	7.7 g/dL		
		Alb	3.9 g/dL		
【血液像】		UN	12 mg/dL	【尿検査】	
EOSINO	6.3 %	Cr	0.42 mg/dL	pH	7.0
NEUT	65.8 %	T-Bill	0.7 mg/dL	糖	(−)
LYMPHO	21.3 %	AST	19 U/L	蛋白	(−)
		ALT	20 U/L	潜血	(±)
		LDH	259 U/L	白血球	(−)
		ALP	139 U/L		

G：白血球数 7,900 /μL，CRP1.2 mg /dL で，炎症所見はありますが，前医の結果よりやや軽快してきています．肝胆道系酵素の上昇や腎障害もありません．腸閉塞との診断ですが，前医で輸液を行っていたためか，強い脱水もなさそうです．

M：それでは画像検査を見てみましょう．腹部単純 X 線検査は再検しますか？

G：前医の写真がありますし，CT のスカウト画像もある程度，参考になりますので，今回は必要ないと思います．**CQ 60** には，「腹部単純 X 線検査の診断能は限定的でルーチン検査として行う意義は乏しい．異常所見がない場合でも臨床症状などに応じて超音波検査や CT などを考慮する必要がある」と記載されています．今回は，腸閉塞が疑われているので，まずは造影 CT を行いたいです．

M：そうですね．腹部単純 X 線検査で腸閉塞と診断されても，その原因や閉塞部位などの診断はわかりません．それに腸閉塞の診断で最も重要なのは腸管虚血の有無を確認することなので造影 CT が必須ですね．それでは，CT 画像（**Box 2-1,2**）を見てみましょう．

Box 2-1　腹部造影 CT 検査所見

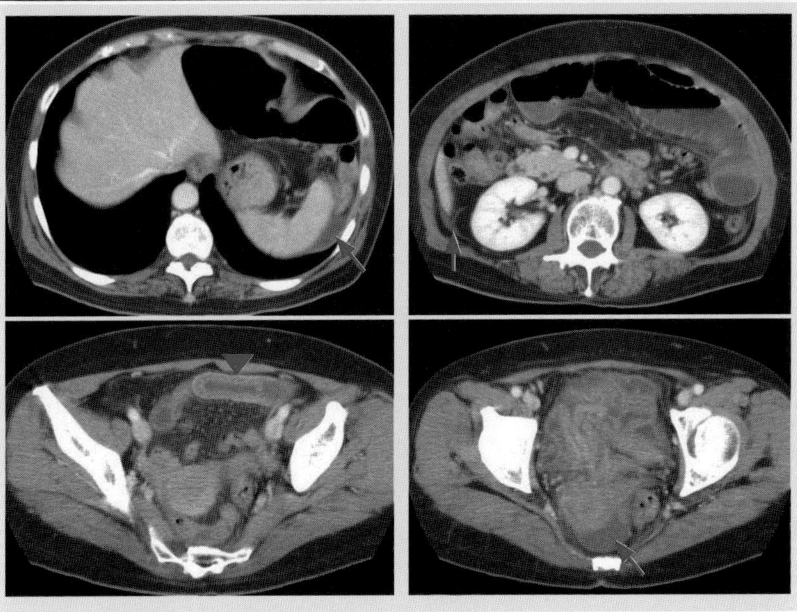

左横隔膜下と肝 S6 後面，ダグラス窩に腹水を認める（→）．
小腸は拡張し，腸内容とガスが貯留している．
骨盤内に小腸壁の浮腫性肥厚像を認める（▼）．

Box 2-2　腹部造影 CT 検査所見

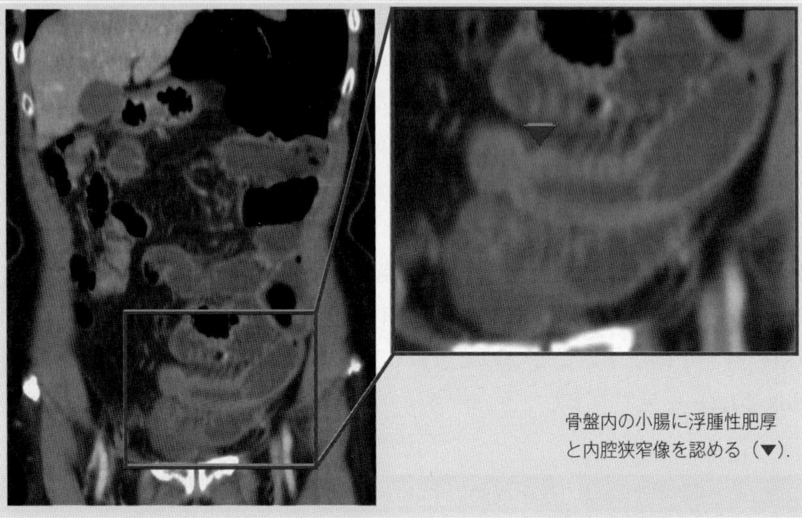

骨盤内の小腸に浮腫性肥厚と内腔狭窄像を認める（▼）.

G：CT では，小腸が拡張し腸内容とガスが貯留しています．下腹部の小腸の壁が一部肥厚して内腔が狭窄しています. ダグラス窩に腹水が貯留しています.

M：腸管虚血を伴うような複雑性腸閉塞の所見はいかがですか？

G：造影不良の腸管はなさそうです．ただ，腸管の浮腫像は絞められた鬱血所見かもしれません．そうすると腹水の説明もつきます.

M：絞扼性だとすると，通常 closed loop 型になるはずです．拡張腸管を辿ってみましょう.

G：わかりました．…狭窄部から拡張腸管を口側に辿りましたが，腸管の閉塞部は他にはなく，どうも open loop 型のようです.

M：そうですね．閉塞部位が 1 か所の open loop 型の単純性腸閉塞ですので,絞扼性ではないですね．

閉塞部位と思われる小腸には限局した浮腫性肥厚による内腔狭窄があり，かつ腹水が貯まっています．診断はわかりますか？

G：腸管壁の浮腫性肥厚があるので，感染性腸炎を疑いたいですが，範囲が狭いですよね．それに腹水貯留が…

M：診断が少し難しいので，答えを言いましょう．これは，寄生虫のアニサキスによる腸閉塞像の典型例です．

G：え？アニサキスですか？胃のアニサキスは経験がありますが，小腸にもアニサキスがあるのですか？

M：確かに胃に比べると頻度は少ないです．小腸の場合は，虫体が粘膜に刺入すると限局した腸管浮腫をきたして内腔が狭窄し腸閉塞をきたすことあります．さらに腸管の漿膜炎をきたしますので，腹水が貯留してきます．

G：腸管虚血がないのに腹水が貯まったのは，アニサキスの影響だったのですね．

M：それでは，症状をもう一度見直してみましょう．まず腹痛の性状ですが，最初は持続痛でしたね．アニサキスの小腸粘膜への刺入により局所型アレルギーが起こり腸管浮腫とともに腹痛発作が出現します．さらに漿膜炎をきたし腹水が貯留しますので持続痛は説明がつきます．その後に，腸管浮腫による狭窄症状として単純性腸閉塞の症状である間欠痛も出現してきます．漿膜炎を伴いますので腹膜刺激徴候が出現する場合もありますが，いわゆる消化管穿孔などの腹膜炎ではないので，明らかな板状硬を示すことは少ないです．血液検査で炎症所見がありましたが，病態が寄生虫感染症なので，矛盾しません．先程挙げた「絞扼性を示唆する所見」も「単純性を示唆する所見」の両方ともに，小腸アニサキス症であればすべて説明がつきます．

G：わかりました．ところで，「発熱（－）」や「意外と元気」というのは？

M：そうなんです．実は，感染症ですが発熱が意外と少ないことと，自発痛が強く腹水が貯まる腸閉塞なのに意外と元気なことも，この疾患の臨床的特徴と言われています．

G：治療はどうしたらよいですか？

M：アニサキスはヒト体内では7日前後で死滅するため，小腸の虫体が摘出できなくても単純性腸閉塞に準じた保存的治療で治癒します．しかし，ときに消化管穿孔をきたす場合や，腸管壁を穿通し腸間膜，肝臓，リンパ節などの消化管外臓器に達したりする報告もあります．

今回の患者さんは，発症からすでに4日位たっていますので，このまま保存的に経過を診ましょう．

・・・・・・・・・・・・・・・・・・・・・・・・・・・・・・・・

G：食止めと輸液療法だけで，症状は良くなりました．今日から食事を開始しましたが問題はなさそうです．ところで，もし初診の段階で外科の先生に相談していたら，手術になった可能性はありますか？

M：炎症所見があり腹水も認めていますので，もし仮に外科の先生が小腸アニサキス症の知識や経験がなければ，手術も選択肢に入ってくるかと思います．実際に外科系の雑誌には手術症例の報告がたくさんあります．

G：ということは，本来，保存的治療で軽快する腸閉塞なのに手術を受けている患者さんがいるということですね．

M：そうですね．ところで，今回の感染源の食材ですが，なにか犯人と思われる魚介類はありましたか？

G：発症の3日前まで聞きましたが，時間がたっているのではっきりはわかりませんでした．しめ鯖は食べていないようですが，生のイカを食べたのは確かだと言っていました．

M：可能性のある食材は，サバ，イカ，カツオ，サケ，アジ，イワシです．それから内臓を含む加工食品も要注意です．

G：感染を防ぐにはどうしたら良いですか？

M：まずは加熱処理ですね．これが安全です．それから虫体の粉砕，つまり細かく刻んだりすれば大丈夫です．そうそう，マイナス 20 ℃以下で冷凍されたものも OK ですよ．

High-value Care & Low-value Care

高価値な医療：問診と CT 画像でアニサキスによる腸閉塞が疑われたら保存的治療を選択すること．

低価値な医療：炎症所見と腹水貯留を根拠に安易に手術治療を選択すること．

Glossary：アニサキス症

アニサキス症は，アニサキス亜科幼線虫がヒトの胃や腸などに刺入し，胃腸炎などの症状を引き起こす幼虫移行症で，ヒトに感染するものとして，Anisakis simplex，Pseudoterranova decipiens, Contracaecum oscuratum, Hysterothylacium aduncum の 4 種が知られています．本邦では，魚介類を生で摂取する習慣があるのでアニサキス症の頻度は高く，その大部分は Anisakis simplex の第 3 期幼虫で，寄生部位は，胃が 93.2％と最も多く，小腸が 2.6％，大腸 1.1％と報告されています．

Short Lecture：小腸アニサキス症

アニサキスが小腸に寄生した場合に，腸閉塞を併発することがあります．胃アニサキス症では上消化管内視鏡で容易に診断が可能ですが，小腸アニサキス症では通常の内視鏡検査は困難であり，診断には CT 検査が重要となります．CT 画像では，小腸壁の浮腫性肥厚と内腔狭窄を認め，その口側腸管が拡張し腸閉塞を呈します．単純性腸閉塞でありながら腹水が貯留するのも重要な所見です．また，最近では，ダブルバルーン小腸内視鏡で虫体を摘出した症例やカプセル内視鏡検査で検出された症例などの報告があります．

基本的には保存的治療で軽快しますが，強い腹痛と炎症所見があり，画像検査で腸閉塞像と腹水貯留を認めることから，うかつに外科医にコンサルトすると手術治療を選択される場合があるので注意を要します．

Recommendations:

小腸アニサキス症の特徴的な画像を熟知していれば，診断に迷うことは少ないが，知らないと外科的治療を選択されてしまう場合がある．

学習のキーポイント

□ **腹部単純 X 線検査はルーチン検査として行う意義は乏しい．**

- ■ 腸閉塞と診断できても質的（原因）・部位的診断は不可能
- ■ 腸閉塞では原則，造影 CT 考慮する．

□ **小腸アニサキス症の診断と治療**

- ■ 小腸の浮腫性肥厚と内腔狭窄像，腹水貯留．
- ■ 原則，保存的治療で軽快する．

References

1） 雫 真人，丸山浩高：腹部手術歴のない腸閉塞に対する治療方針の検討．日腹部救急医会誌．2019；39（3）：509-514.

2） 加納宣康，山田直樹，原　聡，他：小腸アニサキス症例の臨床的検討―早期診断基準の提唱―．1990；51（9）：1883 － 1889.

3） 唐澤洋一，唐澤学洋，神谷和則，他：最近の消化管アニサキス症について－第２回全国集計報告－．日本医事新報．2008；4386：68-74.

4） Shibata E, Ueda T, Akaike G, et al: CT findings of gastric and intestinal anisakiasis. Abdom Imaging. 2014; 39(２)：257-261.

5） 瓜田純久，久保田喜久，本田善子，他：寄生虫による消化管障害　アニサキス．臨牀消化器内科．2011；26（7）：1030 － 1036.

6） 天野美緒，福本　晃，山雄健太郎，他：ダブルバルーン小腸内視鏡で虫体を摘出し得た小腸アニサキス症の１例．Gastroenterol Endosc. 2013；55（5）：1643-1649.

7） Hashimoto R, Matsuda T, Nakahori M: Small bowel anisakiasis detected by capsule endoscopy. Dig Endosc. 2017；29（1）：126-127.

Highlight

High value care for intestinal obstruction accompanied with inflammation findings and ascites: Should a physician consult with a surgeon?

Patient: a woman in her sixties

Chief complaint: lower abdominal pain

History of present illness: Lower abdominal pain, nausea and vomit presented from the afternoon three days before visit. When she visited a local physician's clinic, the physician said to him that a mild intestinal obstruction was suspected and an infusion was conducted there. As well as that she had dietary restrictions and, stayed in her home, she visited the local clinic regularly. However, because the abdominal pain and vomit didn't improve, he was taken to the author's emergency clinic.

Past medical history: Duodenal ulcer (treated by medicine), no history of laparotomy

She didn't have any family history, also she didn't have any drug, food or metal allergies.

Physical findings：blood pressure 126/70 mmHg, pulse rate 90 /minute・regular, respiratory rate 14/minute, temperature 36.8℃. Her consciousness was lucid. There wasn't anemia in her palpebral conjunctiva nor conjunctival icterus. Her cardiac sound was normal and respiratory sound clear. Her abdomen was slightly flat. Her intestinal murmur decreased a little. There wasn't clear tenderness or peritoneal irritation signs. If a physician has a deep knowledge of the characteristic images of small intestinal anisakiasis, he might be able to diagnose it. However, if not, he might choose surgical treatment.

（島田 長人）

CASE 2　痩せた中高年女性の腹痛・嘔吐 ーまずは下着を下ろせ？

Words of Acute Abdomen

鼠径部まで下着を下ろした視触診が見落としを防ぐ

CHALLENGE CASE

患　者： 80歳代，女性.

主　訴： 心窩部痛・嘔吐

病　歴： 5日前から心窩部の痛みが出現した．同日の夜間から嘔吐も出現した．近医を受診し胃薬を処方されたが，症状は徐々に増悪してきた．飲食後に嘔吐を繰り返すようになり，当院の救急外来を受診した.

既往歴： 高血圧症，変形性脊椎症，開腹歴（－）

内服薬： ノルバスク®錠（アムロジピンベシル酸塩），ディオバン®錠（バルサルタン），フルイトラン®錠（トリクロルメチアジド），リリカ®錠（プレガバリン），セレコックス®錠（セレコキシブ）

薬・食物・金属アレルギー（－）

Tutorial

(学生 S)：心窩部痛と嘔吐を主訴に来院した初診の患者さんのことで相談をしたいのですが.

(総合診療研修医 G)：えっ，困ったな．指導医の先生はまだ朝からの外来が終わっていないので，僕しかいないのだけど．えーと，どんな感じの患者さんですか？

S：はい，歩いて来院されましたが，少し表情が辛そうな感じでした.

G：なるほど，ちょっと心配ですね．指導医の先生から「患者さんが診察室に入ってきた瞬間から，すでに診療が始まっている」とよく言われます．確か，**CQ 33** には，「医師が感じる患者の第一印象（表情，顔色，呼吸状態，整容，立ち居振る舞いなど）から，疼痛部位や腹膜刺激徴候など多くの情報を入手できる．これらの情報により緊急度，重症度を把握できるため活用する」とあります．第一印象は結構大事という事ですね.

学生さんの印象だと，重症度が高いかもしれないですね．まずは，**CQ 102** の急性腹症アルゴリズムのステップ 1 ですね．バイタルサインをチェックしましょう.

S：はいわかりました.

意識は清明で，血圧は 106/71 mmHg. 脈拍は 107 回 / 分で不整はありません．呼吸数は 16 回 / 分で，パルスオキシメーターの SpO_2 は 97 %です.

G：バイタルサインには明らかな異常はありませんね．(次は，何だったかな？学生さんの前なので，「忘れた」なんて言えないな～．そうだ思い出した！)

それでは，ステップ 2 として病歴を聴取してみましょう.

S：経過は，患者さんからもう聴いてあります.

G：あ，そうでしたね．えーと，主訴は心窩部痛ですが，どんな性状の痛みでしたか？それから，増悪・寛解因子，例えば食事との関係はどうでしたか？

S：痛みは，差し込むような感じで波があり間欠的のようでした．嘔吐してから食事は殆ど取れていないようで，痛みと食事の関係は良くわかりません．

G：嘔吐以外の随伴症状はありましたか？例えば，下痢や便秘は？

S：下痢は無いと言っていました．痛みが出現してから今日まで排便は無いようです．以前から便秘で，数日に1回程度なので時々下剤を飲んでいたとも言っていました．

G：わかりました．間欠的な心窩部痛と嘔吐，便秘がありますが，それ以外の症状はなさそうですね．腹痛の性状については，**CQ 29** が参考になります．この患者さんは，周期的，間欠的な痛みなので，内臓痛ですね．そうすると，嘔吐もありますから腸閉塞が鑑別に挙がります．
それでは次に身体所見をみてみましょう．
（自分で言うのも何だけど，学生さんの指導医みたいで，かっこいいぜ！）

・・・・・・・・・・・・・・・・・・・・・・・・・・・・・・・・・・・・・

身体所見： 身長 136 cm．体重 40 kg．BMI 21.6．意識清明．血圧 106/71 mmHg．脈拍 107 回 / 分・整．SpO_2 97%．体温 37.5 ℃．眼瞼結膜に貧血はなく，眼球結膜に黄染はない．口腔内は乾燥している．胸部は心音純，呼吸音清．腹部は膨満し腸蠕動音は減弱している．全体にやや硬く心窩部に圧痛を認めるが，腹膜刺激徴候はない．肝・脾・腫瘤は触知しない．

・・・・・・・・・・・・・・・・・・・・・・・・・・・・・・・・・・・・・

S：腹痛は間欠的で，腹部は膨満しています．嘔吐も続いており脱水があります．それに腹痛が出現してから，ガスや便も出ていないようです．問診と身体所見から腸閉塞の疑いがあると思われます．

G：確かに，腸閉塞の症状や所見が揃っています．腸閉塞の診断で，最も重要なポイントは何だと思いますか？

S：単純性か複雑性（絞扼性）の鑑別，つまり腸管や腸間膜の血流障害があるか否かの判断が重要だと思います．

G：この患者さんでは，どちらの腸閉塞が疑われますか？

S：発熱はありますが，腹膜刺激徴候が無いので単純性を考えたいです．ただ，開腹歴が無い場合には，外・内ヘルニア（Glossary）や腸軸捻転症，腸重積症など，原因が多彩で外科的治療を要する場合が多いと言われていますので，ちょっと心配です．

G：（この学生，できるな！）わかりました．それでは次に，検査計画を立てましょう．

S：はい．まず，血液・尿検査と画像検査を行ったほうが良いと思います．

G：画像検査は，何を選択しますか？

S：腸閉塞疑いなので，まずは，腹部単純X線検査で，鏡面像の有無について確認したいと思います．

G：確かにそうですね．ただ，鏡面像や腸管の拡張ループ像が認められても，腸閉塞の原因まではわからない場合が多いです．**CQ 60**に「腹部単純X線検査の診断能は限定的でルーチン検査として行う意義は乏しい．異常所見がない場合でも臨床症状などに応じて超音波検査やCTなどを考慮する必要がある」と記載されています．腹部単純X線は，場合によってはCTのスカウト画像でもある程度代用できますので，最初からCT検査をやりましょうか？

S：わかりました．まずは血液・尿検査をやって，腎機能に問題がなければ，造影CT検査をオーダーします．

G：了解です．指導医の先生が来るまでに，2人で検査をオーダーして，診断をつけておこう！

・・・・・・・・・・・・・・・・・・・・・・・・・・・・・・・・・・・

S：血液・尿検査結果（**Box1**）が出ました．白血球数は 10,500 /μL と増多し，CRP は 9.2 mg/dL と上昇しています．尿比重が＞ 1.035 と高く，BUN も 71mg/dL と上昇しているので脱水があると思われます．Cr は 0.91 とやや高く，eGFR は 45.2 mL/min/1.73 m^2 とやや低下しています．この患者さんは，絞扼腸管の有無を評価したいので，**CQ 68** にあるように，単純と造影 2 相を撮影したいと思います．ところでこの腎機能は造影剤を使用してよいのでしょうか．

G：大丈夫だとは思いますけど…．あ，その前に，アレルギーや喘息，糖尿病のビグアナイド系の内服薬がないかどうか，確認してありますか？

S：はい，アレルギーはありません．喘息も糖尿病もないです．**CQ 69** に「腎機能障害がある患者ではヨード造影剤による造影剤腎症に注意」と記載があります．腎機能が少し悪いので，先生，造影 CT どうしましょうか？

G：（え？僕が先生？学生から見ると「先生」なんだ．ちょっといい響きだな）そろそろ指導医の先生の手が空くと思うので，連絡してみようか？
あっ，M 先生！

Box1 血液・尿検査所見

【血算】		**【生化学】**	
WBC	10,500 /μL	CRP	9.2 mg/dL
RBC	4.52 × 10^6 /μL	Na	132 mM
Hb	14.1g /dL	K	3.9 mM
Ht	40.8 %	Cl	95 mM
PLT	31.1 万 /μL	T-P	6.6 g/dL
		Alb	2.5 g/dL
【尿一般】		UN	71 mg/dL
比重	＞ 1.035	Cr	0.91 mg/dL
PH	5.0	eGFR	45.2 mL/min/1.73m^2
蛋白	(±)	AST	38 U/L
糖	(−)	ALT	25 U/L
アセトン	(+)	LDH	390 U/L
尿沈渣	RBC 5~9 / 1 F	AMY	35 U/L
	WBC 1~4 / 1 F	BS	96 mg/dL

(総合診療指導医 M)：どうしました？何かありましたか？

G：本当にグッドタイミングです．

先程，心窩部痛と嘔吐が主訴の高齢女性が来院されました．学生さんと一緒に診察したのですが，どうも腸閉塞が疑われる所見です．まずは，造影CT検査で腸管虚血の有無を見たいのですが，患者さんは高齢で脱水があり，腎機能が少し悪いので，造影剤を使用してよいかを迷っていました．

M：そうですね．「腎障害患者におけるヨード造影剤使用に関するガイドライン 2018」では，「eGFR 30 mL/min/1.73 m^2 未満の患者に対して造影CTを行う際には，造影剤腎症の発症に関する十分な説明と適切な予防策を講じる必要がある．eGFR 30 mL/min/1.73 m^2 以上であっても，全身状態やeGFR以外のリスク因子を十分に評価し，必要に応じて急性腎障害に対する予防策を講ずる」とされています．この患者さんは高齢で脱水もあり，eGFRは45.2 mL/min/1.73 m^2 と低めですが，医師が診断に必要であると判断した場合は，生理食塩液などの十分な補液を行いながら造影CTを撮影してよいと思いますよ．

G：わかりました．それでは検査の必要性を説明して造影承諾書を渡してきます．

M：検査結果が出たら，教えてください．

・・・・・・・・・・・・・・・・・・・・・・・・・・・・・・・・・・・・・

S：先生，CT検査（**Box 2-1,2**）の画像ができました．

M：所見はどうですか？

S：はい，小腸が全体に拡張して腸液が貯留しています．腸管の横径は3 cm位あります．腸閉塞に間違いありません．

M：腸管の血流障害はありますか？

Box 2-1　腹部造影 CT 検査所見

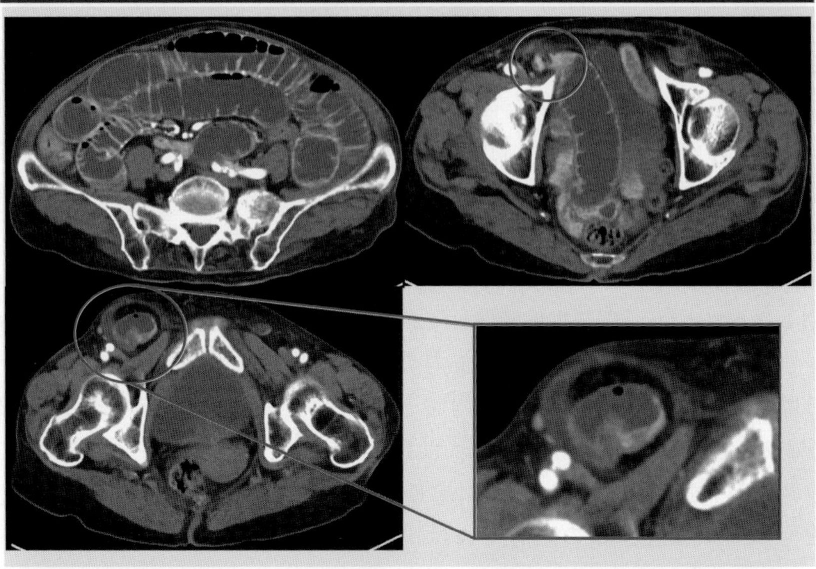

Box 2-2　腹部造影 CT 検査所見

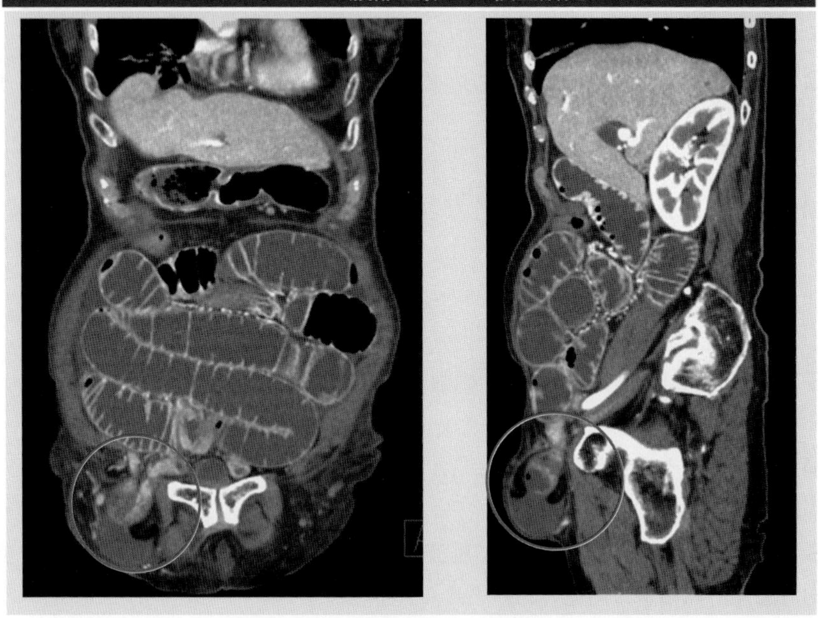

S：腸管壁の血流は全体的に良さそうです．拡張している腸管を辿ってもClosed loopは無さそうです．絞扼性腸閉塞ではないですね．ところで，どこが閉塞しているのかな？

M：もう一度，拡張腸管を肛門側に辿って行ってみてください．

G：あれ？骨盤内の小腸が右鼠径部に向かう部位で先細りになっています．それから，その下のスライスで，なんだか袋に包まれたような腸管があります．

M：よく気付きましたね．右鼠径部で腸管が閉塞しています．この先細りをbeak signと呼びます．それから鼠径靭帯の下方で大腿静脈の内側，恥骨筋前面に嚢で包まれた腸管が脱出しているのがわかりますか？

S：はい，わかります．

M：脱出腸管の周囲には腹水が貯留しています．それから腸管壁の一部に造影効果が認められない部位もありますね．

G：先生，診断がわかりました！鼠径ヘルニア嵌頓です．

M：うん～．「当たらずと雖（いえど）も遠からず」ですね．腸管が脱出しているのは，大腿静脈の内側です．それに患者さんは，高齢の女性ですよ．「痩せた中高年女性の腸閉塞の原因」として，まず鑑別しなければいけない疾患は何ですか？

S：大腿ヘルニアと閉鎖孔ヘルニアが挙げられます．

M：学生さん，良く知っていますね．研修医の先生は，知っていましたか？

G：も，もちろんです！（くそ，この学生やっぱりできるな～）

M：そうすると，このCTの所見はどうでしょうか．

S：右大腿ヘルニア嵌頓です！

M：正解です．それに，脱出腸管の壁には造影されている部分とそうでない部分が混在しています．腸管壁が一部壊死している可能性が高いですね．
ところで，この疾患は，腹部診察の時に鼠径部もしっかり診察していれば診断できたはずですよね？

G：すみません，確かにそうです．主訴が腹痛だったので，最初から膝を曲げて腹部診察に夢中になってしまい，鼠径部はあまり気にしていませんでした．

M：腹部の視診はしっかりやりましたか？

G：本来は，下着をしっかり下して膝を伸ばした状態で診察するのですが，患者さんが下着やズボンを何枚もはいていたので，つい面倒になり，下着を十分に下さずに膝を立てたままで診察してしまいました．

M:やはり，そうですか．視診は診断に結構有用です．CQ 36 に，「腹部視診では，手術瘢痕，皮膚所見，腹部膨満（局所，全体），ヘルニア，腹部拍動，腫瘤，呼吸による腹壁運動などを観察する」と記載されています．CT 検査の前に，十分な身体診察を行っておけば，大腿ヘルニア嵌頓の診断は可能でしたね．

G：すみません，完全な見落としです．

M：それでは３人で，もう一度患者さんの診察に行きましょう．

・・・・・・・・・・・・・・・・・・・・・・・・・・・・・・・・・・・・・・・

G：先生，やっぱり右鼠径部に膨隆がありました（Box 3）．これが大腿ヘルニア嵌頓ですね．

S：最初の診察の時は，患者さんが女性なので，少し遠慮して鼠径部までは触りませんでした．

Box 3　腹部所見

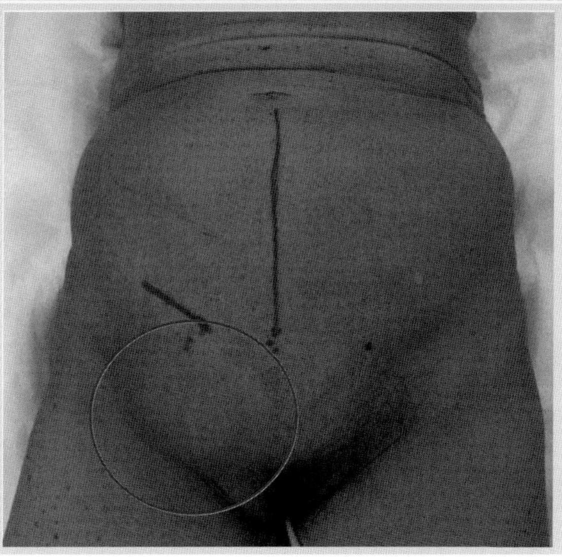

M：気持ちはわかりますが，2 人とも，大いに反省ですね！

S & G：ごめんなさい（仕方ない，ここは謝るしかないな…）

M：それでは，至急，外科の先生に連絡してください．緊急手術が必要です．

S & G：わかりました．すぐに連絡します！

・・・・・・・・・・・・・・・・・・・・・・・・・・・・・・・・・・・

G：それにしても，学生さんが最初に「患者の第一印象が良くない」と言っていましたが，本当に当たりましたね．

S：バイタルサインにはあまり問題がなかったので，まさか緊急手術になるとは思ってもいませんでした．

M：学生さん，臨床医としてのセンスがいいですね.

S：え！本当ですか．嬉しいです！

M：ところで研修医の先生．最初の問診・診察と検査計画，そして診断，治療方針決定まで，一連の流れを学生さんと一緒に最後まで遂行できましたね．立派ですよ.

G：いや〜，それほどでも（さっき叱られたのに，今度は褒められたよ．この先生，よくわからないな〜).

最終診断：右大腿ヘルニア嵌頓による腸閉塞

経過：緊急手術を施行した．嵌頓していた小腸は一部壊死していたため小腸部分切除術を行った．尚，大腿ヘルニアはメッシュを用いて修復した．術後経過は良好であった.

High-value Care & Low-value Care

高価値な医療：腹部診察では，鼠径部まで下着を下ろし視触診をすることで，鼠径部や陰部の疾患を見落とさない.

低価値な医療：身体診察で診断可能な疾患を，不十分な診察手技で見落としてしまう.

Glossary：ヘルニア内容が腹腔内に戻らなくなった状態を指す用語

1） **非還納性ヘルニア：**還納できないが，膨隆以外の症状がない，またはほとんどなく，治療の緊急性がないもの.

2） **嵌頓ヘルニア：**膨隆以外の症状を有し，急に発症した自己還納できないもの，または用手還納後も症状の消失しないもの.

3） **絞扼性ヘルニア：**嵌頓ヘルニアのうち血流障害（可逆性，非可逆性を問わない）をともなったもの.

Short Lecture：大腿ヘルニア

鼠径部ヘルニアは，外・内鼠径ヘルニアと大腿ヘルニアに分類される．大腿ヘルニアは鼠径ヘルニアに比較し頻度は少なく，全体の 2 ～ 8 ％（2011 ～ 2017 年の本邦手術統計では 4.3 ％）で男女比は 1:4，中高年の女性に多く，左右別では右側（63 ～ 70 ％）に多いと言われている．大腿ヘルニアは大腿輪から脱出するヘルニアである．大腿輪は外腸骨静脈の内側壁，Cooper 靭帯，iliopubic tract で囲まれた大腿管の腹腔側の入り口であり，その内側には強靭な裂孔靭帯が存在し，嵌頓や絞扼はこの部位で生じる．大腿ヘルニアの 35 ～ 40 ％が絞扼性ヘルニアによる腸閉塞で救急外来を受診する．ヘルニア門は小さく周囲組織が強靭のために，いったん嵌頓すると容易には還納できない．安易な用手還納は，嵌頓腸管の穿孔をきたす可能性があるため，無理な還納はせずに緊急手術を選択したほうが安全である．

Recommendations:

大腿ヘルニアは鼠径靭帯の尾側に位置するため，通常の腹部診察では見落とされる危険性が高い．腹部の視触診では，下着をしっかり下ろして，鼠径部や陰部まで診察をすることが重要である．

学習のキーポイント

□ **痩せた中高年女性の腸閉塞の鑑別疾患**

- ■ 大腿ヘルニア嵌頓
- ■ 閉鎖孔ヘルニア嵌頓

□ **大腿ヘルニアの症状と画像診断**

- ■ 鼠径靭帯尾側の視触診で腫瘤を確認
- ■ US・CT 画像：大腿静脈内側の恥骨筋前面に腸管が脱出

References

1） 日本腎臓学会・日本医学放射線学会・日本循環器学会共同編集：腎障害患者におけるヨード造影剤使用に関するガイドライン 2018. 日腎会誌 . 2019 ; 61（7）: 933-1081.

2） 日本ヘルニア学会ガイドライン委員会（編）: 鼠径部ヘルニア診療ガイドライン 2015, 金原出版, 2015.

3） 島田長人：急性腹症の画像診断―総合診療の視点から―. 日本大腸検査学会雑誌 . 2014；31(1): 5-18.

4） Simons MP, Aufenacker T, Bay-Nielsen M, et al: European Hernia Society guidelines on the treatment of inguinal hernia in adult patients. Hernia. 2009 ; 13(4):343-403.

5） 宮崎恭介, 早川哲史, 稲葉 毅, 他：National Clinical Database における鼠径部ヘルニア手術―Annual Report 2011―2017―. 日本ヘルニア学会誌 . 2019；5(2):3-9.

Highlight

A lean middle aged women with abdominal pain and vomiting; Is it necessary for a physician to firstly pull her underwear down for diagnosis?

Patient: eighties, female

Chief complaint: epigastric pain, vomiting

History of present illness: She had experienced epigastric pain from five days before. Also she had experienced vomiting at night of the same day. When she visited a local physician's clinic, she was prescribed stomach medicine there. However her symptoms gradually worsened, and she repeated vomiting after meal, so she was taken to the author's emergency outpatient hospital.

Past medical history: Hypertension, degenerative spondylosis. No history of laparotomy.

Physical findings：height 136 ㎝, weight 40 ㎏, BMI 21.6, blood pressure 106/71 mmHg, pulse rate 107 /minute, regular. SpO_2 97 %, temperature 37.5 ℃. Her consciousness was lucid. There wasn't anemia in her palpebral conjunctiva and there wasn't conjunctival icterus. Her oral cavity was dry. Her cardiac sound was normal, respiratory sound clear. Her abdomen slightly elevated and her intestinal murmur diminished. Her body was a little stiff overall. While having tenderness in the epigastric region, she didn't have signs of peritoneal irritation. Liver, spleen and mass weren't palpable.

Because femoral hernia is located at the caudal end of the inguinal ligament, there is a risk that routine exam of the abdomen might overlook it. It is crucial for physicians to perform inspection and palpation for the inguinal or genital region while pulling down patients' underwear.

（本田 善子）

CASE 3　笑いで増強する若い女性の右上腹部痛ー腹膜炎？

Words of Acute Abdomen

痛みの性状を詳しく聴取することが確定診断への早道である.

CHALLENGE CASE

患　者：　20歳代, 女性.
主　訴：　右上腹部痛

Tutorial

(総合診療研修医G)：先生, 救急隊から連絡があった腹痛の患者さんが救急外来に到着しました.

(指導医M)：若い女性の方ですね. 救急車を要請したということは, 動けないほど痛みが強いのでしょうね.

CQ 102 の急性腹症の診療アルゴリズム（2 step methods）を参考に, 診察してみましょう. まずは, バイタルサイン（ステップ1）を確認してください.

G：はい. 意識は清明です. 会話もできますし, 呼吸数は16回/分でパルスオキシメーターのSpO_2は98%で正常です. 血圧は128/80 mmHg, 脈拍80回/分で不整はありません.

M：バイタルサインには異常はありませんね. それでは, ステップ2として病歴を聴取し, 身体診察をしてみましょう.

G：わかりました. それでは **CQ 18** のSAMPLEに基づいた病歴聴取をしていきます.

S（symptom）：右上腹部痛 A（allergy）：アレルギー疾患（－）薬・食物・金属アレルギー（－） M（medication）：薬物治療（－） P（past history）：既往歴（－）手術歴（－）妊娠（－） L（last meal）：昨日の夕食 21 時（12 時間前） E（event）：起き上がろうとしたら痛みが増強した.

M：SAMPLE は，通常，激しい痛みやバイタルサインが不安定な場合に用いる簡単な問診です．この患者さんは，救急車で搬入されましたが，ベッド上では痛みもあまりなさそうですし，バイタルサインも安定しているので，もう少し詳しい問診をお願いします.

G：救急車で搬入されたので，まずは SAMPLE と思ってしまいました．すみません，話をよく聞いてきます.

・・

病歴：数日前から時々右上腹部痛が出現したが放置していた．嘔気や嘔吐はなく食事摂取は可能であったが，やや水様性下痢があった．昨夜から痛みが増強し，本日朝，起き上がろうとしたら激しい痛みが出現し動けなくなり，救急車を要請した.

・・

M：なんだか簡単な病歴ですね．OPQRST を知っていますか？

G：聞いたことがありますが，詳しくは…

M：**CQ 30** を参照してください．痛みの性状を詳しく聴取することは鑑別診断に重要になります.

O（onset）：発症様式 P（palliative/provocative）：増悪・寛解因子 Q（quality/quantity）：症状の性質・ひどさ R（region/radiation）：場所・放散の有無 S（associated symptom）：随伴症状 T（time course）：時間経過

これを念頭に置いて，もう一度病歴を聴取してください.

G：はい，わかりました.

. . . .

病歴：一人暮らしの未婚女性で，5日前から下腹部痛が出現した．発熱もあったが，吐き気や嘔吐はなく，食事摂取は問題なく，食べても痛みの増強はなかった．便通は，やや水様性の下痢であったが，回数は3回位であった．2，3日前から，右上腹部痛が出現してきた．微熱も続いていたため，自宅で安静にしていた．咽頭痛や咳，痰などの呼吸器症状はなかった．テレビを観ながら横になっていたが，お笑い番組を見ていて，思わず笑った時に痛みが増強した．また，起き上がったり深呼吸したりすると痛みが強くなった．昨夜は，夕食後に自宅にあった痛み止めを内服して就寝した．夜中に痛みで目が覚めることはなかった．朝方，トイレに行こうと思い起き上がったところ，右上腹部に激痛が走り動けなくなった．しばらく横になっていたら，痛みが軽減してきたが，心配になり，自分で救急車を要請した.

. . . .

M：なかなかいい情報が得られましたね．それでは次に身体所見をみてみましょう.

身体所見：意識清明，血圧 128/80 mmHg，脈拍 80 回 / 分・整，呼吸数 16 回 / 分，SpO_2 98 %（room air），体温 37.9 ℃．眼瞼結膜に貧血はなく，眼球結膜に黄染はない．胸部は心音純，呼吸音清で胸膜摩擦音はない．腹部は平坦で腸雑音は正常．右季肋部から右側腹部にかけて著明な圧痛を認めるが，腹膜刺激徴候はない．また，右 CVA の叩打診で右側腹部に放散する痛みがある．Murphy 徴候は陽性．四肢浮腫はない．

M：問診と身体診察が揃ったので，疑わしい疾患を考えてみましょう．主訴が右上腹部痛ですが，まず，どんな疾患が考えられますか？

G：CQ 77 に右上腹部痛の鑑別疾患が挙がっています．消化器系，血管系，尿路系，右腎・副腎，呼吸器系などのその他，となっていますが，食道・胃・十二指腸疾患，肝胆道系疾患が多いと記載されています．

M：若い女性ですので，血管系疾患は考えにくいですね．具体的にどんな疾患を考えますか？

G：症状から考えて一番疑わしいのは胆石・胆嚢炎と思います．それから胃・十二指腸潰瘍や大腸憩室炎，泌尿器では尿管結石や腎盂腎炎，胸部疾患では肺炎や胸膜炎も念のため鑑別疾患に挙げておきます．

M：大きく分けると胸部・消化器・尿路系疾患ですね．それでは，それぞれを検証してみましょう．

G：胸部疾患ですが，まずは呼吸器症状が無いですし呼吸音も正常なので，肺炎や胸膜炎は否定的です．胆石・胆嚢炎は第一候補としてあがりますが，年齢が若いので頻度としては高くないのかな，と思います．胃・十二指腸潰瘍も考えましたが，食事と痛みの関係がはっきりしません．例えば，胃潰瘍では食後の痛み，十二指腸潰瘍では空腹時の痛みを訴える場合が多いですし，胆嚢結石の疝痛発作は，脂肪の多い食事の後に出現することが多いと言われています．しかし，この患者さんは，食事や空腹が増悪因子になっていないようです．尿路系疾患は，右 CVA の叩打診で所見がありそうだなので鑑別疾患に入れたいのですが，Murphy 徴候が陽性なので…やっぱり胆嚢？

M：ところで痛みの性状はどうですか？例えば内蔵痛なのか体性痛なのか．

G：単純性腸閉塞でみられるような間欠痛な痛みではないです．痛みが出現すると刺すような持続的な痛みで，どちらかというと体性痛ではないかと思います．ただ，じっとしていると痛みはないと言っていました．

M：CQ 29 に痛みの性状についての記載があります．「時間経過とともに増悪するような体性痛は外科的介入などが必要な場合が少なくない」とされています．
そうすると，この患者さんも外科の先生にコンサルトしたほうが良いですか？

G：え！手術になるのですか？ベッド上で問診していた時には，顔色も良いですし痛みもなく，どちらかというと元気そうでした．

M：体性痛ということは腹膜炎の可能性が示唆されるということですね．まあ，もう少し病態を考えてみましょう．
それでは腹痛の増悪因子について，もう一度確認してみましょうか．

G：食事とは無関係で，安静にしているとあまり痛みはないようです．来院した後も，ベッドで横になっているときは落ち着いていて，痛みもあまり感じないと言っていました．どうも，体を動かすときや深呼吸をすると痛みが強くなるようです．

M：なるほど，腹痛の性状としては体性痛が疑わしくて，増悪因子は，食事ではなく体動に関係しているようですね．先ほど挙げた胸部・消化器・尿路系疾患のどれもしっくりと当てはまらない印象ですね．
ところで，体動時に増強する右上腹部痛をきたす疾患を知っていますか？

G：何だろう？考えても浮かんできません．

M：確かに難しいかもしれません．それでは検査に入りましょうか？まず，どんな検査をやりますか？

G：胸部疾患は否定的ですが，確認のために胸部X線検査，心電図，血液・尿検査を行いたいです．CQ 60で，腹部単純X線検査は「ルーチン検査として行う意義は乏しい」とされていますが，痛みの原因になりそうな石灰化像がないかどうかを確認してみたいと思います．

M：わかりました．
それでは，検査結果を見てみましょう．

血液・尿所見（Box1）：白血球数は11,900 /μLとやや増多し，CRPは5.6mg / dLと軽度上昇していたが，それ以外には明らかな異常所見はない．また，尿所見も明らかな異常は認めない．
胸部X線検査所見：両肺野に異常所見はなく，胸水貯留像はない．また，横隔膜下の遊離ガス像もない．
腹部単純X線検査所見：腸管拡張像や鏡面像などの異常所見はなく，左右の腰筋線は鮮明で，胆嚢結石や虫垂結石，尿管結石を疑わせる陰影もない．
心電図：異常所見なし．

Box 1　血液・尿検査所見

【血算】		**【生化学】**	
WBC	11.900 /μL	CRP	5.6 mg/dL
RBC	422×10^4 /μL	Na	134 mM
Hb	13.0 g /dL	K	3.8 mM
Ht	37.2 %	Cl	99 mM
PLT	43.1 万 /μL	T-P	8.9 g/dL
		Alb	4.4 g/dL
【尿】		T-Bil	0.4 mg/dL
比重	1.020	Cr	0.55 mg/dL
PH	6.0	BUN	7 mg/dL
蛋白	(－)	CK	40 U/L
糖	(－)	AST(GOT)	23 U/L
潜血	(－)	ALT(GPT)	5 U/L
アセトン	(±)	LDH	373 U/L
ビリルビン	(－)	ALP	300 U/L
ウロビリノーゲン	(±)	γ - GTP	6 U/L
沈渣	RBC 3-5 / 1F	AMY	72 U/L
	WBC 3-5 / 1F	血糖	96 mg/dL

G：血液検査で炎症所見がありますが，それ以外に異常所見はありません．胸部 X 線検査でも肺炎や胸膜炎はないようです．横隔膜下の遊離ガス像もないので消化管穿孔の可能性も低いです．腹部単純 X 線検査でも，腸閉塞などの所見や結石像はありません．腹部所見では，Murphy 徴候が陽性でしたので胆石・胆嚢炎を鑑別疾患に入れましたが，血液検査では肝・胆道系酵素はすべて正常範囲です．また，右 CVA の叩打痛もありそうでしたが，尿所見では異常はないです．どうも腹痛の原因になっている臓器がはっきりしません．

M：確かに診断の絞り込みが難しいですね．それでは次の検査はどうしましょうか？

G：最も疑わしい胆嚢炎では，炎症所見が出現しても必ずしも肝・胆道系酵素の上昇は認めませんので，やはり超音波検査が必要だと思います．

M：わかりました．それでは超音波検査所見をみてみましょう．

腹部超音波検査所見：胆嚢は結石や壁肥厚はなく腫大もない．肝臓，膵臓，脾臓，両側腎臓も明らかな異常所見はない．

G：胆石・胆嚢炎はないです．ただ，検査の時に大きく息を吸ってもらったら痛みが強くなったそうです．それに，プローブで胆嚢を圧迫したら，痛くて呼吸が止まってしまうようでした．

M：なるほど，いわゆる「sonographic Murphy sign」ですね．ただ，画像的には胆嚢炎の所見がなかったというわけですね．

G：超音波でも診断がつきませんので，次に造影 CT 検査を行いたいです．

M：わかりました，それでは検査をしてみましょう．

腹部単純 CT 検査所見：肝臓・胆嚢・膵臓・脾臓・両側腎臓および腸管には明らかな異常所見はなかった．

腹部造影 CT 検査所見（Box 2）：肝臓の外側区前面や内側区前面および右葉外側面の肝被膜に濃染像を認めた．

G：腹部単純 CT 検査では，明らかな異常所見はありません．造影 CT でも臓器の異常所見はないのですが，肝臓の表面が白くなっているようです．

M：どうも肝臓の被膜だけが造影効果が高いようですね．造影効果があるということは？

G：肝被膜の血流が増加しているのでしょうか．つまり肝臓の被膜に炎症があるということですよね．ということは肝周囲炎？

M：そうですね．造影 CT の所見としては肝周囲炎が疑われます．肝周囲炎の原因となる疾患を知っていますか？

G：そういえば，以前，性感染症で肝周囲炎をきたすとことがあると，本で読んだことがあります．

M：良く気付きましたね．淋菌やクラミジア・トラコマティス感染症（Glossary）で時々，肝周囲炎を引き起こす場合があり，Fitz-Hugh-Curtis 症候群（FHCS）と呼ばれています．FHCS の病態は，肝被膜の炎症なので画像検査ではその異常所見を捉えにくいのですが，造影 CT とくに動脈相で肝被膜が濃染されるのが特徴です．

Box 2　腹部造影 CT 検査所見（動脈相）

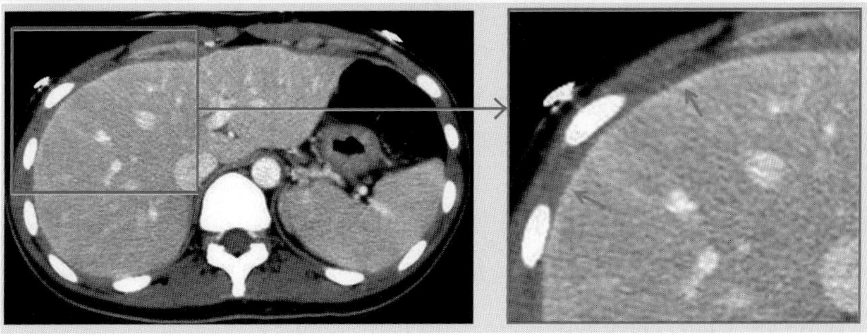

G：なるほど，これで症状の経過や身体所見の疑問点が解決できそうです．5日前に下腹部痛が出現していましたが，右上腹部痛との関係がわからないので，無視していました．実は，この下腹部痛と発熱そして下痢症状は，骨盤内炎症性疾患（pelvic inflammatory disease：PID）を疑わせる症状だった可能性があります．

M：そうですね．その後に肝臓の周囲に炎症が拡がり，右上腹部痛が出現したのだと思います．肝周囲炎の痛みは，肝表面と壁側腹膜との摩擦で出現しますので，痛みの増悪因子が食事ではなく体動や深呼吸だということが説明できます．それに痛みの性状は内蔵痛ではなく体性痛として矛盾しませんね．

G：なるほど，だんだん解ってきました．ところで，どうしてMurphy徴候が陽性になっていたのでしょうか？

M：Murphy徴候は通常，胆嚢炎を示唆する所見ですが，肝周囲に炎症をきたすFHCSでも陽性になる場合があります．また右CVAの叩打診で右側腹部に放散する痛みも肝周囲の炎症を示唆する所見ですね．

G：やっとこれで，病態がはっきりしてきました．症状や身体所見，検査所見もすべて納得です！

M：ところで，FHCSの確定診断には，原因となる病原体の検出が必要です．現在では，クラミジア・トラコマティスが90%，淋菌が10%といわれています．診断は，子宮頚管分泌液や擦過検体のPCR法で同定が可能で，検出されれば診断はより確実ですが，腹腔内に感染が波及していても子宮頚管からすでにクラミジア・トラコマティスが検出できない場合もありますので，血清クラミジアIgMやIgA，IgGなどの抗体検査を同時に行なっておく必要があります．
それでは，この患者さんの検査結果を見てみましょう．

子宮頚管クラミジア・トラコマティス抗原検査：陽性
クラミジア・トラコマティス血清抗体：陽性
IgM抗体：1.57，IgA抗体：2.78，IgG抗体：5.86

最終診断：クラミジア・トラコマティスによる Fitz-Hugh-Curtis 症候群

M：ところで，**CQ 77** の右上腹部の鑑別疾患で，FHCS は入っていますか？

G：はい，「その他」の項目に，しっかりと記載されていました！

M：さて，治療はどうしますか？

G：ガイドラインでは，「マクロライド系薬またはキノロン系薬のうち，抗菌力のあるもの，あるいはテトラサイクリン系薬を投薬する．その他のペニシリン系薬やセフェム系薬，アミノグリコシト系薬などは，クラミジアの陰性化率が低いため，治療薬とはならない」と記載されています．この患者さんには，ジスロマック®（アジスロマイシン）を投与したいと思います．

M：わかりました．

High-value Care & Low-value Care

高価値な医療：詳細な問診と身体診察，適切な検査から FHCS を確定診断し，適切な抗菌薬を選択する．

低価値な医療：FHCS の確定診断がつかない場合に，不適切な抗菌薬治療により，性感染症の蔓延化を促進してしまう．

Glossary：性器クラミジア感染症

性器クラミジア感染症は，すべての性感染症のなかで最も多く，とくに若年女性を中心に蔓延している．症状を有する場合は医療機関を受診するが，感染しても無症状（男性：50 %，女性：80 %）の場合は治療の機会がないため，さらに感染の拡大につながると言われている．

男性では，尿道炎や精巣上体炎を発症するが，女性の場合は，子宮頚管炎から子宮内膜炎，卵管炎と進展し，卵管口から腹腔内に浸透し，子宮付属器炎や骨盤腹膜炎を発症する．さらに，腹腔内の感染が肝臓の周囲に拡がると，激烈な右上腹部痛を呈する FHCS を発症する場合がある．

Short Lecture：Fitz-Hugh-Curtis 症候群（Box 3）

FHCS は，1930 年に Curtis，1934 年に Fitz-Hugh が淋菌性卵管炎に肝周囲炎を合併した症例を報告して以来，淋菌性骨盤内感染症に肝周囲炎を合併した疾患の呼称とされていたが，現在ではクラミジア・トラコマティスが肝周囲炎の主な病原菌と考えられている．性感染症でありながら，主訴が激しい右上腹部痛のため，婦人科ではなく内科や外科の救急外来を受診する場合が多い特徴がある．

発症年齢層は，10 歳代後半から 30 歳代前半の若い女性に多く，初期症状として，PID を疑わせる帯下の増量感や下腹部痛，性交痛などの症状が先行し，その後に右上腹部痛が出現する．この右上腹部痛の増悪因子に特徴があり，体動や体位変換あるいは深呼吸で痛みが増強する．また，体を捻る動作やストレッチ，さらに咳やしゃっくり，笑いなども増悪因子となり，歩行困難となる場合もある．これらはすべて，肝被膜と腹壁あるいは横隔膜との間がずれるために生ずる症状である．腹痛でありながら，食事刺激による痛みの増悪や寛解はない．

画像診断では，造影 CT 検査による肝被膜濃染像が重要である．この所見は，炎症にともなう肝被膜の血流増加や線維性変化により濃染されるものだが，平衡相では濃染像が不明瞭になるので，動脈相の撮影が必要である（**Box 4**）．

Box 3　Fitz-Hugh-Curtis 症候群の診断のポイント（文献[4]より引用）

主訴と現病歴

1）若い女性
2）帯下の増量感や下腹部痛，性交痛
3）その後に右上腹部痛
4）体動や深呼吸で痛みが増悪

身体所見

5）発熱
6）Murphy 徴候（＋）

検 査

7）画像検査：造影ＣＴ（動脈相）で肝被膜濃染像
8）抗原検査と血清抗体価測定

Box 4　撮影条件の相違による肝被膜濃染像（文献[4]より引用）

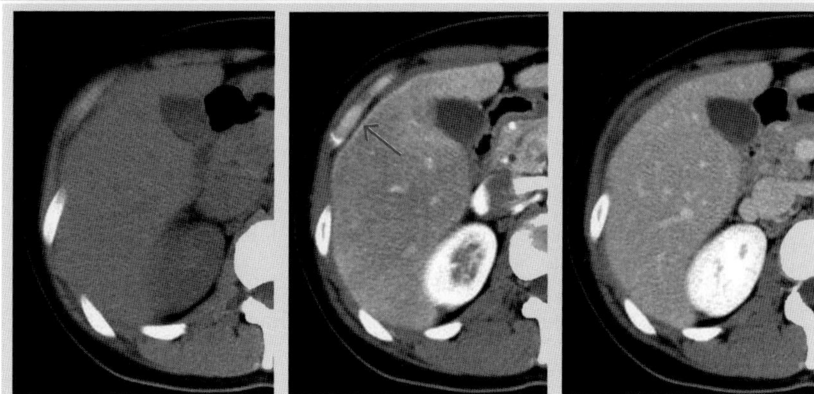

造影前単純　　造影動脈相　　造影平衡相

造影の動脈相で描出された肝被膜濃染像（矢印）は，平衡相では不鮮明になる．

Recommendations:

若い女性の右上腹部痛の鑑別疾患に必ずFHCSを念頭に置くこと．確定診断がついた場合は，セックスパートナーを含めた適切な抗菌薬治療を行うことで蔓延化を防止する．

学習のキーポイント

□ **若い女性の腹痛診断には性感染症を必ず念頭に置く．**

■ 上腹部痛をきたす性感染症

■ 淋菌とクラミジア・トラコマティス

□ **Fitz-Hugh-Curtis 症候群の診断のポイント**

■ 腹痛の増悪因子は体動や体位変換，深呼吸そして咳や笑い．

■ 造影CT検査（動脈相）で肝被膜濃染像をチェック．

References

1） 岩破一博：思春期における性感染症．産科と婦人科．2018; 12：1459-1464.

2） Lopes-Zeno JA, et al: The Fitz-Hugh-Curtis syndrome revisited. Changing perspectives after half a century. J Reprod Med. 1985; 30：567-582.

3） Nishie A, et al: Fitz-Hugh-Curtis syndrome. Radiologic manifestation. J Comput Assist Tomogr. 2003; 27：786-791.

4） 島田長人：Fitz-Hugh-Curtis 症候群の病態．感染症内科．2013; 1：383-390.

5） 性感染症 診断・治療ガイドライン 2016 －性器クラミジア感染症－．日性感染症会誌．2016; 27 (1 suppl)：62-64.

Highlight

A young woman who experiences an increase of right upper quadrant pain when she laughs: Is it peritonitis?

Patient: a woman in her twenties
Chief complaint: right upper quadrant pain
Sexually transmitted diseases should be kept in mind for a physicians when diagnosing a young women with the chief complaint of abdominal pain. There might be sexually transmitted diseases which cause right upper quadrant pain or gonococcus or chlamydia trachomatis.
Physical findings：blood pressure 128/80 mmHg，pulse rate 80 /minute・regular，respiratory rate 16 /minute，SpO_2 98 %（room air），temperature 37.9℃ . Her consciousness was lucid. She had neither anemia in the palpebral conjunctiva nor conjunctival icterus. Her cardiac sound was normal and respiratory sound clear without pleural rub. Her abdomen was flat and intestinal murmur normal. She felt clear tenderness from right upper quadrant to right abdomen. Furthermore, the percussion to costovertebral angle revealed radiating pain. Murphy's sign was positive and extremity edema negative.
The diagnostic points of Fitz-Hugh-Curtis syndrome are as follows; exacerbation factors are body motion, change of position, deep breathing and coughing or laughter. It is necessary to check the hepatic capsule stain in the contrast CT image. When a definite diagnosis is obtained, physicians should prevent the spread by prescribing antibacterial drugs appropriately to the patient as well as to the patient's sex partner.

（島田 長人）

CASE 4 臥位で消失する右下腹部痛 ー診断は？

Words of Acute Abdomen

「主訴は何か？」を常に意識して診療を進め，その解決を図る．

CHALLENGE CASE

患　者： 70 歳代，男性．

主　訴： 右下腹部痛

病　歴： 1 か月前から右下腹部痛が出現した．痛みは持続的ではなく，時々痛みを感じ，どちらかというと間欠的であった．腹痛は昼間が多く，夜間はほとんどない．食欲はとくに変わりはないが，便秘気味である．

既往歴： 右尿管結石　2 回

身体所見： 血圧 146/84 mmHg，脈拍 68 回 / 分整，体温 36.5 ℃．胸部は異常所見なし．腹部は平坦，軟で腫瘤は触知しない．明らかな圧痛部位はなく，腹膜刺激徴候もない．

Tutorial

(指導医 M)：これはまた，簡単な問診と身体診察所見ですね．これでは，あまり診断を絞り込むのは難しいです．この患者さんを診察したのは誰ですか？

(総合診療研修医 G)：すみません．外来診察を担当したのは私です．今日は朝から外来患者さんが多くて，とても細かな問診や診察まで手が回りませんでした．

M：わかりました．それで，どのような診断を考えたのですか？

G：既往歴に尿管結石がありましたので，まず鑑別疾患に入れました．それから便秘気味とおっしゃっていましたので，慢性便秘も考慮しました．右下腹部痛なので，虫垂炎や憩室炎も考えましたが，1か月前の発症で，とくに痛みが増悪しているわけではなく，発熱もないようです．食欲も特に問題なさそうなので，炎症性疾患は否定的だと思いました．

M：なるほど，そうですね．**CQ 1** にあるように，手術などの迅速な対応が必要な急性発症の腹痛とは，発症1週間以内のものとされています．今回のように，1か月前からの腹痛で，とくに腹痛の増悪や発熱などの症状もないとなると慢性的な疾患を考えたほうが良いかもしれませんね．ところで，何か検査を行いましたか？

G：はい．まず，腹部単純X線写真（**Box 1**）を撮影しましたが，明らかな尿管結石像はわかりません．また，腸閉塞を示唆する鏡面像などの異常所見をはじめ，もちろん遊離ガス像もありませんでした．ただ，左上腹部に小腸ガスが少しあり，右側大腸に便が多い印象でした．

M：血液や尿検査（**Box 2**）はやりましたか？

G：はい．血液検査では，白血球数やCRPは正常範囲でした．尿検査では，潜血反応（±）･赤血球2-3 / HPFで，明らかな血尿の所見はありませんでした．

Box 1　腹部単純X線検査所見

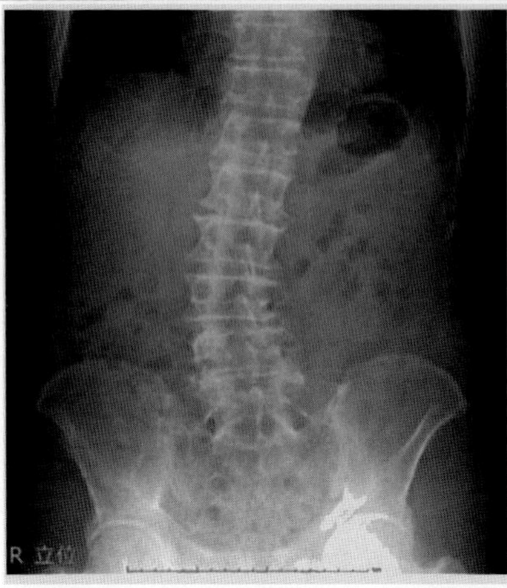

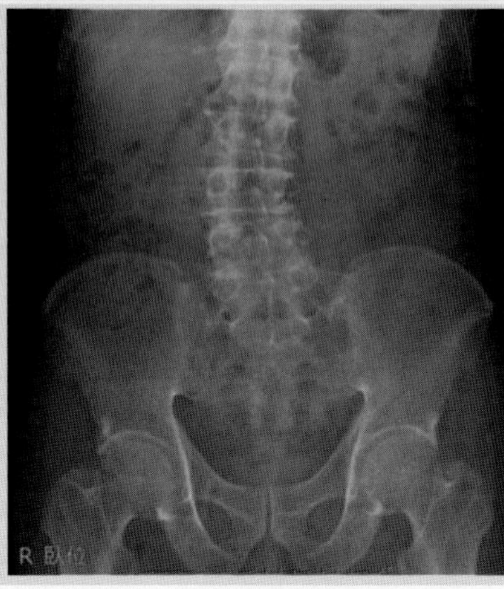

立位　　臥位

Box 2　血液・尿検査所見

【血算】		**【生化学】**	
WBC	6,050 /μL	CRP	0.1 mg/dL
RBC	5.01×10^6 /μL	Na	143 mM
Hb	15.1 g/dL	K	4.4 mM
Ht	46.1 %	Cl	107 mM
PLT	17.6万 /μL	T-P	7.6 g/dL
		Alb	4.6 g/dL
【尿一般】		BUN	20 mg/dL
比重	1.026	Cr	1.0 mg/dL
PH	6.0	AST	18 U/L
蛋白	(±)	ALT	12 U/L
糖	(−)	CK	135 U/L
ウロビリノーゲン	(±)	LDH	155 U/L
ビリルビン	(−)	AMY	105 U/L
潜血反応	(±)		
ケトン体	(−)		
沈渣			
RBC	2-3 / HPF		
WBC	0-1 / HPF		

M：尿管結石の疼痛は，かなり激しいです．時に，吐き気や嘔吐も出現することがあります．ただ，痛みが治まると，まったく症状はなくなります．この患者さんは１か月前からの症状ですが，痛みの部位が移動したりしていますか？

G：痛みの移動ですか？とくにおっしゃっていませんでした．

M：痛みの部位が移動する疾患を知っていますか？

G：う～ん，何があるかな．あ，例えば，急性虫垂炎は，心窩部や臍周囲の痛みが右下腹部に移動しますよね．

M：そうですね．それ以外にも知っていたほうが良い疾患があります．**CQ 31**を見てみましょう．急性虫垂炎のほかに，大動脈解離と尿管結石が挙げられています．急性大動脈解離では，胸部や背部に突然の激痛が走りますが，解離が進むにつれて，痛みが胸部から腹部，下肢などに移動する場合があります．尿管結石は，結石によって尿の流れが障害され尿管の拡張をきたし，痛みが出現します．結石が膀胱側に移動してくると，痛みの部位も移動してくることになります．

G：なるほど，わかりました．この患者さんの右下腹部痛は，少なくともこの１か月の間は，痛みの部位の移動はないようです．

M：尿管結石は再発率の高い疾患です．**CQ 99**をみてみましょう．「１年以内の再発率は 15 %，５年以内の再発率は 35～40 %，10 年以内の再発率は 50 %であり，診断において，既往歴は重要な問診項目の１つ」と記載されていますので，完全には否定できませんね．それで，次の検査はどうしましたか？

G：腎盂腎杯や尿管の拡張像と結石の有無を確認する必要があります．超音波検査を自験でやろうかと思ったのですが，忙しくて手が回らなかったので，まずは腹部単純ＣＴ検査を優先しました．

M：わかりました．**CQ 67**に記載されているように，尿管結石の確定診断のためのゴールドスタンダードは単純ＣＴと言われています．それで所見はいかがでした？

G：明らかな腎盂腎杯や尿管の拡張像や結石像はありませんでした．ただ，便が溜まっていた右側結腸に憩室がありました．なので，腹痛の原因は，憩室かなと考えました（Box 3）．

M：そうすると，尿管結石は否定的で，痛みの原因は大腸憩室という診断ですね．ただ，炎症所見もないですし，ＣＴでも炎症を示唆する周囲の脂肪組織濃度の上昇や壁肥厚像も認めません．憩室はありますが，憩室炎ではないということですね．それで，治療はどうしました？

G：はい，いずれにせよ緊急性はありませんので，酸化マグネシウムを処方して経過観察することにしました．憩室の話をしたら，今まで大腸の内視鏡検査を受けたことがないので，この際に検査を受けたいという希望がありました．それに大腸癌も心配とのことでしたので，１週間後に下部消化管内視鏡検査を予約しました．

M：なるほど，経過はよくわかりました．

Box 3　腹部単純ＣＴ検査所見

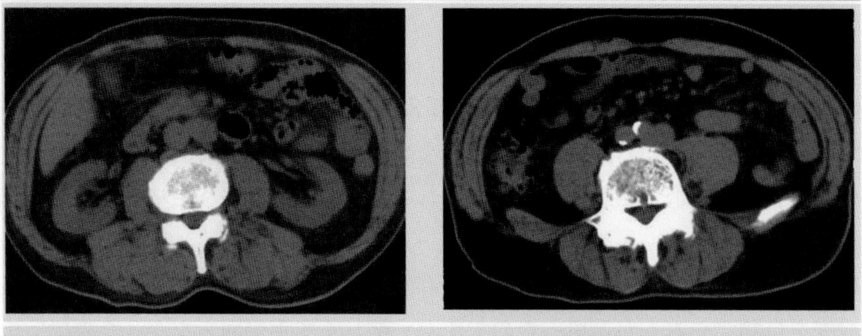

腎盂・腎杯の拡張は認めない．　　右側結腸に憩室を認める．

下部消化管内視鏡検査所見（Box 4）

脾曲部に 10 ㎜大のＩｐ型ポリープを認めた．また盲腸から上行結腸にかけて憩室が散在していた．
検査医のコメント：腺腫と思われます．ポリペクトミーをお願いします．

M：その後の経過はどうなりました？

G：はい，私の外来の再診予約を取っていたのですが，患者さんの都合が合わなくて，別の医師の外来を受診しています．カルテの記録を見ると，「下部消化管内視鏡検査でポリープと右側結腸に憩室を認める」「右下腹部痛は，憩室が原因と思われる」「ポリープは，都合がつくときにポリペクを」と書かれていました．

M：ということは，最初の主訴であった右下腹部痛は，大腸憩室が原因ということでよろしいのですか？

G：患者さんは，ポリペクの日程を調整しようと考えていたようですが，どうも右下腹部痛が良くならないので，再度外来を受診しています．カルテでは，「右下腹部痛が続いている」「便秘はない」「憩室はしばらくこのまま経過観察」

Box 4　下部消化管内視鏡検査所見

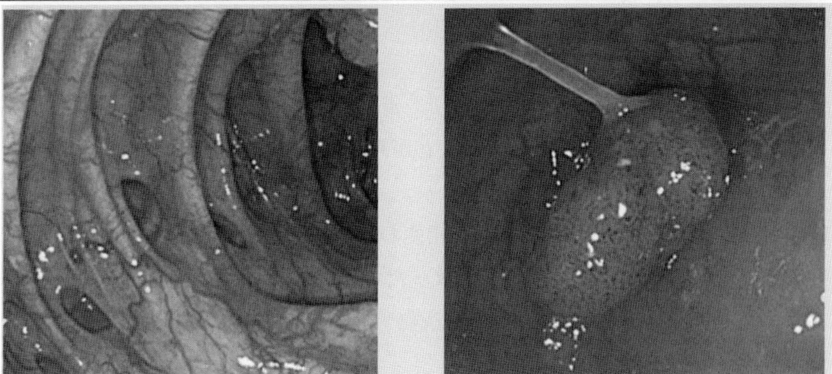

右側結腸に憩室を認める．　　脾曲部にポリープを認める．

「先にポリペクを予定する」ということで，入院ポリペクトミーの予定が組まれていました．ところが，ポリペクの１週間ほど前に，テニスをしていたら，やはり右下腹部痛が出現し，いつもより違和感と痛みが強いため，心配になり救急外来を受診しています．

M：救急外来の医師の診断はどうでした？

G：カルテに「尿路結石」と記載されていたので，尿検査を行いましたが，血尿はなかったようです．来院後，しばらくベッドで安静にしていたら，痛みが軽快してきたようで，そのまま帰宅しています．

M：なるほど，それでポリペクはやったのですか？

G：はい，予定通りポリペクを行い，特に出血などの合併症もなく，経過は良好です．入院中は右下腹部痛もなく，２日後に退院しました．

M：ポリペク後の経過は，問題ないようでよかったですが，最初の主訴であった右下腹部痛はどうなりましたか？

G：２週間後に，病理検査に結果説明も兼ねて再診してもらいました．その時も患者さんの都合で，予約日とは別の日に受診して，他の外来担当医の診察に診てもらったようです．

M：なるほど．担当医が交代すると，一貫した検査や治療が組めないことがあり，診療の方向性が変わってしまうことが時々あります．ちょっと心配ですね．

G：ポリペクは終わったのですが，相変わらず右下腹部痛が出現すると訴えています．患者さんは，「ポリープを取ったのに，どうして痛みが良くならないんだ！」と外来担当医に迫ったようです．

M：患者さんにとっては，もっともな話ですよね．ポリープが腹痛の原因になるとは思えませんので，右下腹部痛の原因は別にあるのでしょう．

・・：

G：あれ？先生，カルテを見たら，手術が組まれています．

M：緊急手術ですか？

G：２週間後に「右鼠径ヘルニア修復術」が予定されています．最初の右下腹部痛と何か関係があるのでしょうか？再診を担当した先生に，状況を聞いてきます．

・・・・・・・・・・・・・・・・・・・・・・・・・・・・・・・・・・

M：経過はわかりましたか？

G：はい．外来の先生に確認したら，右鼠径ヘルニアがあり，それが腹痛の原因だということでした．

M：右鼠径部の膨隆はあったのですか？

G：患者さん自身は気付いていなかったようですが，立位で診察したら，軽度の膨らみがあり，鼠径ヘルニアは間違いないとのことでした．

M：なるほど，そうすると右下腹部痛の原因は，「憩室」ではなく「鼠径ヘルニア」ということですね．最終診断が，まったく違う方向に行ってしまった感じがしますが，もう一度，経過を振り返ってみましょう．まず，右下腹部痛の鑑別疾患にはどんなものがありますか？

G：CQ 80 が参考になります．まず，消化器系疾患，尿路系疾患，産婦人科疾患，血管系などがあります．確かに消化器疾患の中に，「鼠径ヘルニア」が含まれています．ヘルニア嵌頓になれば，気付きますが，今回のような慢性的な腹痛では，鑑別疾患に挙がってきませんでした．

M：この患者さんの，腹痛の増悪，寛解因子はどうですか？

G：そういえば，ポリペクの1週間ほど前に，テニスをしていたら，右下腹部痛が出現し救急外来を受診しています．その時は，しばらくベッドで安静にしていたら痛みが軽快して帰宅しています．

M：ポリペクの時に入院していますが，入院中に痛みはありましたか？

G：いえ，痛みは訴えていませんでした．ポリペク後は，ベッド上で安静にしていたので，痛みが出なかったのかな？そういえば，最初の問診の時に，聞いたら，夜間寝ている時には痛みはないと言っていました．痛みが出るのは，起きて動いている時だけのようです．

M：なるほど．それでは尿管結石の痛みはどんな時が多いですか？

G：CQ 99には，症状発現時間の記載があります．「多くは深夜から夜明けの時間帯に受診する．午前4時32分をピークに発生しているとの報告もある」とされています．

M：尿管結石の痛みは，夜間に出現する場合が多いようですね．この患者さんは，昼間，動いているときに痛みが出ますが，夜間やベッドで寝ている時には，痛みはなさそうです．鼠径ヘルニアの場合は，いかがですか？

G：鼠径ヘルニアは通常，立位で脱出し臥位で腹腔内に還納します．ということは，臥位の状態では痛みがなく，立位の場合に痛みが出てくるということですね．でも，鼠径ヘルニアは，鼠径部の膨隆を伴いますが，患者さんは何も言っていませんでした．

M：ポリペク後に外来で診察した医師も言っていましたが，患者さんご本人は気付いてはいないようで，立位の診察で鼠径ヘルニアと診断したようです．

G：でもＣＴを撮影していますよね？鼠径ヘルニアは確認できなかったのかな？

M：ＣＴも臥位で撮影しますので，軽度の膨隆のヘルニアでは，診断が難しいですね．

G：初診の診察は，私がやりましたが，まったく気付きませんでした．腹痛が主訴だったので，立位の診察は省いて，OSCE のように，「それでは診察しますので，ベッドに横になってください」と言って始めました．完全に見落としです…

M：腹部の診察は，通常臥位で行いますので，鼠径ヘルニアは見落とされる可能性が高いですね．

G：そういえば，学生時代に医師国家試験の過去問で見たことがあります．「診察に有用な体位はどれか？正解：立位」「治療方針の決定に有用なのはどれか？正解：身体診察」という問題がありました．確かに立位の診察は大事ですが，腹痛の患者さんが来ると，つい「ベッドに仰向けになってください」と言ってしまいます．腹痛の性状や増悪・寛解因子なども十分に問診して，臥位だけではなく，立位の診察も忘れないようにしないといけませんね．今回は，本当に反省です．

M：初診で「鼠径ヘルニア」と診断できていたら，おそらく内視鏡検査は施行していないですね．

G：診断まで，遠回りになってしまいましたが，患者さんも大腸がんを心配されていましたし，内視鏡で腺腫が見つかって，ポリペクができましたので，患者さんにとって，どちらが良かったのか，微妙ですね…

M：確かにそうですね．ところで，右下腹部痛はどうなりましたか？

G：はい，鼠径ヘルニアを修復したら，右下腹部痛はまったく消失したようで，患者さんも喜んでいました．

M：それは良かったです．一見落着です．

High-value Care & Low-value Care

高価値な医療：

・「主訴は何か？」を常に意識して診療を進め，「主訴」の解決を図る．

低価値な医療：

・検査結果に振り回されて診療計画の軌道が変わってしまい，「主訴」の解決が遅れてしまう．

Glossary：鼠径部ヘルニア

鼠径ヘルニアには外鼠径ヘルニア（間接型）と内鼠径ヘルニア（直接型）があるが，それに大腿ヘルニアを加えると，鼠径部ヘルニアとなる．本邦では，年間13～15万人の手術が施行されており，外科領域ではcommon diseaseの一つである．修復術には，組織縫合法とメッシュ法があるが，現在ではメッシュを用いたtension- free repairが基本である．また，アプローチにより鼠径部切開法と腹腔鏡手術に大別される．鼠径部切開法には，Lichtenstein法，Plug法，Bilayer法，Transinguinal preperitoneal repair(TIPP)法などがあり，腹腔鏡手術には，Transabdominal preperitoneal approach（TAPP）法とTotally extraperitoneal approach（TEP）法がある．さらに，最近ではロボット支援下手術も行われており，どの修復方法が良いのか混沌とした状況にある．

Short Lecture: 鼠径部ヘルニアの診断方法

鼠径部ヘルニアは，通常，鼠径部の膨隆を主訴とする場合が多く，問診でヘルニアが疑われた場合は，まず立位で膨隆を確認し，臥位で還納するか否かをチェックする．鼠径部ヘルニア診療ガイドライン2015の**CQ 3**「治療前診断は身体診察のみでよいか？」には，「典型的な膨隆を伴うものには身体所見のみでよい．疑わしいもの，非定型的なもの，治療においてより正確な診断を必要とする場合などでは他の診断方法を加える」とされている．身体所見のみの診断率は70～90 %と高く，ヘルニアが疑われたら，まず「立位の診察」を行うことが望ましい．画像診断には，超音波，CT，MRI，ヘルニオグラフィーなどがあるが，超音波検査が最も非侵襲的で存在診断に有用である．

Recommendations

鼠径部ヘルニアの患者さんの中には，鼠径部の膨隆は軽度で，腹痛を主訴に来院する場合もある．臥位の身体診察のみでは，ヘルニアを見逃す可能性がある．Common disease である鼠径部ヘルニアを見逃さないために，立位の診察も念頭に置くことが重要である．

学習のキーポイント

□ **「主訴は何か？」を常に意識して診療を進める．**

■「主訴」の解決を図ることを忘れない．

■ 途中経過の検査結果に振り回されない．

□ **腹痛の身体診察は臥位だけではなく立位も必要である．**

■ 鼠径部ヘルニアの診断には立位の診察が重要．

■ 鼠径部ヘルニアによる膨隆と腹痛は立位で出現し臥位で消失．

References

1） Manfredini R, Gallerani M, Cecilia OL, et al: Circadian pattern in occurrence of renal colic in an emergency department: analysis of patients' notes. BMJ. 2002 ; 324 (7340) : 767.

2） 稲葉　毅：鼠径部ヘルニアの診断．ヘルニアの外科．（監）柵瀬信太郎，南江堂，p57-59，2017.

3） 日本ヘルニア学会ガイドライン委員会（編）：鼠径部ヘルニア診療ガイドライン 2015．金原出版，2015

Highlight

Right lower abdominal pain which disappears in decubitus – What is the diagnosis?

Patient: a man in his seventies

Chief complaint: right lower abdominal pain

History of present illness: He experienced right lower abdominal pain from a month before. The pain wasn't continuous but only appeared on occasion. The pain appeared more in day time and almost completely disappeared at night. His appetite is normal but he has a touch of constipation.

Medical history: Right ureteral stone, twice

Physical findings: blood pressure 146/84 mmHg, heart rate 68 /minute, normal, temperature 36.5 ℃ . There weren't any abnormalities in the chest x-ray. His abdomen was flat and soft, also there weren't any palpable tumors. There weren't any positions of tenderness as well as peritoneal irritation sign. Among patients with inguinal hernia, there are those whose inguinal bulge is mild and they visit outpatient clinics with a chief complaint of abdominal pain. Therefore inguinal hernia may likely to be overlooked by physical exam only. The physical exam by standing position should be kept in mind so as not to miss such a common disease as inguinal hernia.

（島田 長人）

CASE 5　前医で腸重積と診断 −緊急手術？

Words of Acute Abdomen

前医の情報があっても，常に初診と考え問診や身体診察を行う．

CHALLENGE CASE

患　者： 70 歳代，女性．

主　訴： 臍周囲の痛み

病　歴： 午前 9 時頃から臍周囲の痛みが出現した．自宅で様子を見ていたが腹痛は改善せず，痛みが徐々に強くなってきたため，夕方になり救急車で近医に搬送された．腹部 CT 検査にて腸重積を疑われたため，手術目的に当院へ転送された．

既 往 歴： 帝王切開，高血圧，糖尿病
腸閉塞（9 か月前に癒着性腸閉塞の診断で保存的治療）

内 服 薬： テルミサルタン錠®（テルミサルタン），ロスバスタチン OD 錠®（ロスバスタチンカルシウム），ゾルピデム酒石酸塩 OD 錠®（ゾルピデム酒石酸塩），酸化マグネシウム錠，ツムラ大建中湯エキス顆粒，ツムラ芍薬甘草湯エキス顆粒，ライゾデグ®配合注フレックスタッチ®（インスリン デグルデク／インスリン アスパルト）

薬・食物・金属アレルギー： なし

身体所見： 血圧 130/70 mmHg．脈拍 84 回 / 分・整．呼吸数 16 回 / 分．体温 36.6 ℃．意識清明．眼瞼結膜に貧血はなく眼球結膜に黄染はない．胸部は心音純，呼吸音清．腹部はやや膨隆し，臍下部に圧痛を認めるが，反跳痛や筋性防御はない．
腸雑音はやや亢進している．

Tutorial

(総合診療研修医 G)：先生，先ほど他院から腸重積（Glossary）の疑いで緊急手術の依頼があった患者さんが救急外来に到着しました．こちらが紹介状です．

> 平素より大変お世話になっております．またこの度はご多忙にもかかわらず上記患者様の搬送にご協力いただき誠にありがとうございます．
>
> 患者様は，本日朝9時頃より臍周囲の痛みが出現したそうです．自宅で安静にして様子を見ておられましたが，症状が改善しないため救急要請し当院を受診されました．採血では，炎症反応の上昇を認める以外には異常所見はありませんが，腹部CTにて小腸にtarget like signを認め，その部位より口側の小腸の拡張を認め，小腸の腸重積を疑いました．ご多忙中大変恐縮ですが，ご高診ご加療のほどよろしくお願いいたします．なお，緊急手術が必要になる可能性が高いことは，患者様にお話してあります．

G：前医では，腸重積と診断しています．子供と異なり，成人の場合には，腫瘍が原因となることが多いと言われていますので，やっぱり手術が必要かと思います．とりあえず，先に問診と身体診察を済ませておきました．それから，麻酔科医と手術室には，緊急手術になると連絡しておきました．

(指導医 M)：手術室にも連絡済みとは，根回しが良いですね．さすがです．ところで，今回の症例は，70歳代女性です．確かに，成人の腸重積（Glossary）では約80％に腫瘍などの器質的疾患が存在していると言われていますので，手術が必要かもしれません．その前に，まずは，君の問診と診察所見を見直してみましょう．

G：前医で痛み止めを使ったとのことで，来院時には痛みは少し軽快しているようでした．でも，痛み止めを使う前は，かなり痛かったと言っていました．

M：腹痛の部位や程度，性状はどうでしたか？

G：痛みは朝から始まって，徐々に強くなってきたそうです．

M：例えば，突然発症し最大の痛みになるような場合には，どんな疾患を考えますか？

G：CQ 28 には，大動脈瘤破裂や大動脈解離，上腸間膜動脈塞栓症などの可能性があると記載されています．今回は，徐々に痛みが強くなってきているので，血管系の重篤な疾患は考えにくいと思います．

M：腹痛の部位から見ると，どんな鑑別疾患が考えられますか？

G：CQ 83 には，臍周囲痛の鑑別疾患が挙げられています．血管系の疾患は，症状の発症様式から考えると否定的です．消化器系疾患では，急性虫垂炎（初期症状），小腸の急性閉塞，単純な腸の疝痛，膵炎が記載されています．腸重積も病態としては小腸閉塞なので，腸重積も鑑別に入りそうです．

M：痛みの性状はどうでしたか？

G：性状は，持続痛ではなく，波があり間欠痛だったようです．CQ 29 に腹痛の性状についての記載がありますが，この患者さんの場合には，小腸閉塞のパターンに矛盾しません．やはり腸重積による小腸閉塞ではないかと思います．

M：なるほど，前医で腸重積と言われていますが，診察所見としては腸重積を疑っても問題なさそうということですね．

G：はい．あとは，既往歴に帝王切開の開腹歴があります．9 か月前に癒着性腸閉塞の診断で他院に入院して保存的治療を受けています．「腸重積」という事前の情報がなければ，CQ 93 にあるように癒着性腸閉塞の再燃が最も考えられると思います．

M：癒着性腸閉塞の既往開腹手術の内訳はどうなっていますか？

G：上部消化管手術が 39.3 ％と最も多く，次いで下部消化管手術が 35.0 ％，肝胆膵脾手術が 8.9 ％，婦人科疾患が 8.7 ％と報告されており，消化管の手術に比べて婦人科系の頻度は少ないです．

M：帝王切開は，消化管の操作はありませんので，一般的には癒着性腸閉塞をきたすことはまれとされています．

G：確かにそうですね．帝王切開と経膣分娩の場合では，出産後の腸閉塞のリスクは，どれくらい違うのですか？

M：最近の論文で，約8万例の追跡調査の報告があります．それによると，帝王切開群と非帝王切開群を比較すると，小腸閉塞の発症リスクは，帝王切開群の方が高かったと報告されています（オッズ比2.54）．

G：そうすると，開腹歴は帝王切開だけですが，9か月前の癒着性腸閉塞も，事実だった可能性はありますね．

M：前医で診断された腸重積はもちろん腸閉塞の一つなので，腸重積と癒着性腸閉塞の鑑別は診察だけでは難しいところですね．それでは，検査結果をみてみましょう．

G：まず血液検査（**Box 1**）です．白血球数が11,600 /μLとやや増多していますがCRPが0.1 mg /dLと正常範囲です．Hb12.1 g/dLで，TPやBUN・Crも正常なので，著明な脱水はなさそうです．肝酵素も正常ですが，HgA1cが7.6％と高く糖尿病を認めています．

M：前医の画像検査はいかがですか？

G：腹部CT（**Box2-1・2**）を施行していますが，確かに画像をみると腸重積が疑われます．骨盤内にtarget like signと思われるリング状の腸管があり，その口側の腸管は拡張して腸閉塞を呈しています．

M：なるほど，確かにCT画像を見ると腸重積のようにみえますね．ところで，当院に搬入されたときには，腹痛は軽快していたようですが，排ガスや排便はどうでした？

Box 1　血液検査所見			
【血液】		【生化学】	
WBC	11,600 /μL	CRP	0.1 mg/dL
RBC	4.08×10^6/μL	Na	143 mM
Hb	12.1g/dL	K	4.4 mM
Ht	36.1%	Cl	108 mM
PLT	17.1 万 /μL	T-P	7.0 g/dL
		Alb	3.7 g/dL
		BUN	18 mg/dL
		Cr	0.74 mg/dL
		AST	16 U/L
		ALT	13 U/L
		LDH	213 U/L
		ALP	184 U/L
		血糖	150 mg/dL
		HbA1c	7.6 %

G：そういえば，前医の病院を出る前に，排便があったと話していました.

M：なるほど，痛み止めも使用しているようですが，排便があって，その後に腹痛も軽快してきているということですね.

G：自発痛は軽快傾向ですし，腹膜刺激徴候も無いので，もしかしたら自然に重積が解除された可能性があるかもしれません．そうだとしたら緊急手術の必要はないと思います.

M：確かにそうですね．それでは，確認のためにもう一度 CT を撮影してみましょうか.

・・・・・・・・・・・・・・・・・・・・・・・・・・・・・・・・・・

Box 2-1　腹部単純 CT 検査所見

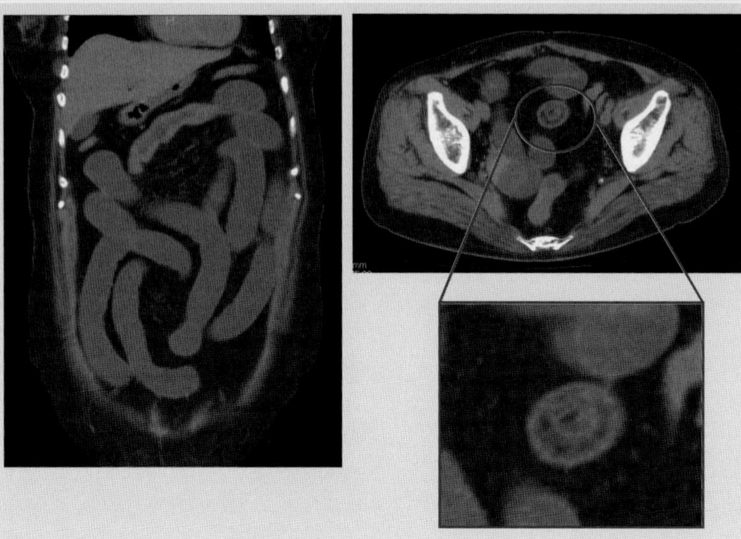

Box 2-2　腹部単純 CT 検査所見

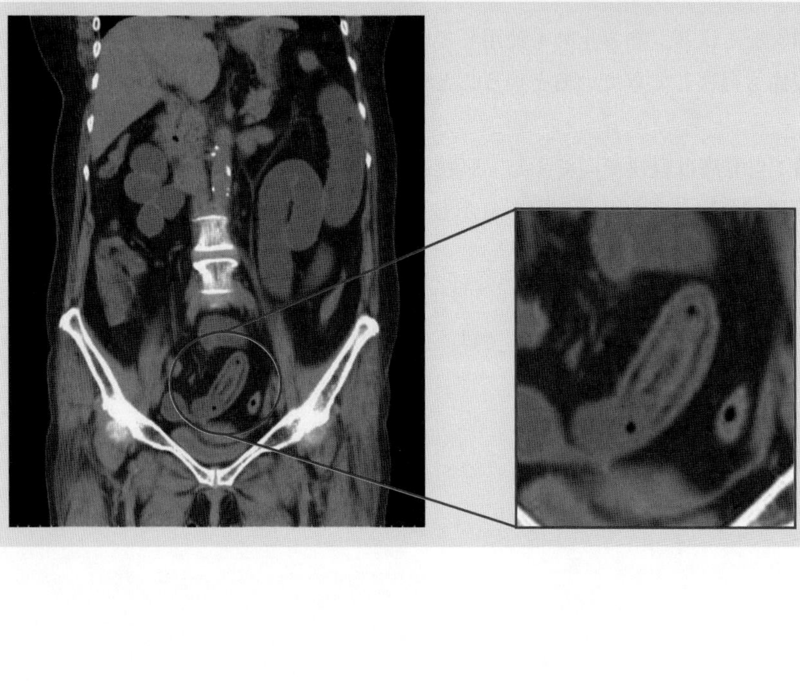

G：先生，CT を撮りました（**Box3-1・2**）．前医の CT と比較して，小腸の拡張像は軽快してきています．

M：確かに腸閉塞は良くなっていますね．問題の小腸のリング状陰影はどうなりました？

G：リング状陰影は，位置が少し移動しているようです．それに，何だか形が少し崩れてきているというか，変化している印象です．あれ？おかしいな…小腸の重積でしたよね？このリング状陰影は，S 状結腸のようなのですが…重積が移動するなんてことあるのでしょうか？もともと大腸だったのかな…見間違えていたのかな？

M：気が付きましたか．見間違えているわけではありませんよ．前医の CT 画像で，一見，腸管が重積して腸管と腸管の間に脂肪層があり，層状，リング状になっており腸重積のように見える部位は小腸に間違いありません．しかし，腸間膜が嵌入している部分が認められないのが気になっていましたが，これではっきりしました．

G：もったいぶらずに教えてください．

M：重積が移動したわけではなく，腸管の内容が移動したのだと思います．前医の CT のリング状陰影とほぼ同じ形のままの内容物が S 状結腸まで移動してきているようです．

G：ああ！なるほど！それで，こんどは大腸が重積しているように見えたのですね．ん？ということは，もともと腸重積ではなかったということですか？

M：そのようですね．おそらく，食事をよく噛まずに飲み込んでしまったのでしょう．食材が詰ってしまい腸閉塞となって，詰った部分が腸重積のように見えたのだと思います．

G：なるほど．ということは，そのまま緊急手術をしていたら…

Box 3-1 腹部単純 CT 検査所見

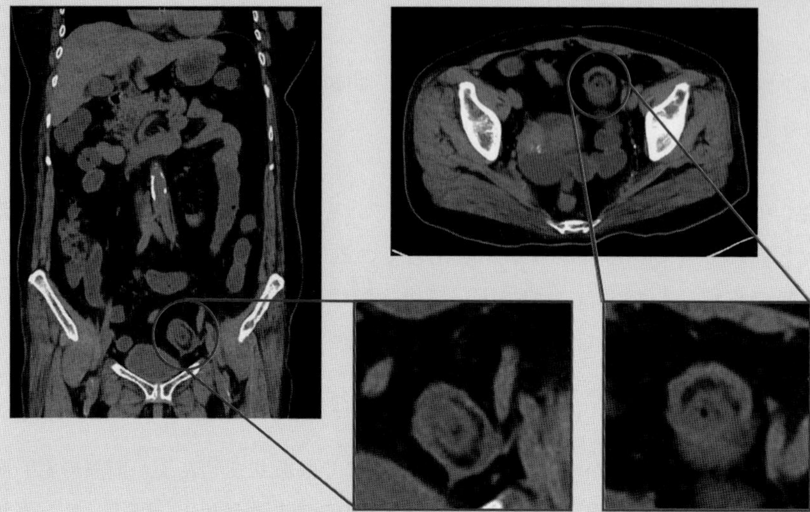

Box 3-2 腹部単純 CT 検査所見

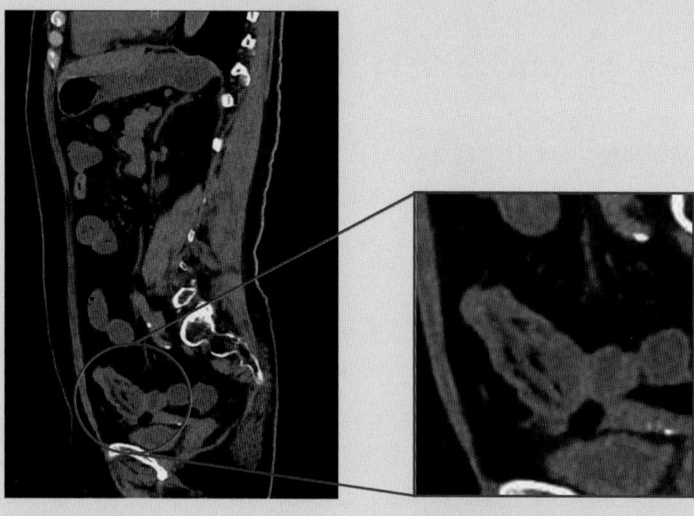

M：腸重積の所見はなかったでしょうね．でも，腸閉塞は解除されていなかったかもしれません．となると，腸閉塞の部分に重積の原因として腫瘍などがあるかもしれないと考えて，腸管を切除してしまっていたかもしれないですね．

G：いやぁ，危ないところでした．もしかしたら原因の食材を触って，これが腫瘍かな？なんてことになっていたかもしれないですね．

M：あり得ますね．

G：では，治療はどうしたらいいですか？

M：このまま保存的治療で経過を見ましょう．すでにS状結腸まで食材が移動しているので大丈夫です．

・・・・・・・・・・・・・・・・・・・・・・・・・・・・・・・・・・・・

G：患者さんに病状をお話してきました．手術をしなくても大丈夫と言ったら，本当に喜んでいました．ところで，歯の事を聞いたら，ほとんど抜けていて，普段からあまり噛まないというか，噛めないで食事しているそうです．

M：歯が無いのですか…　義歯も無いのですか？

G：はい，入れ歯も作ってないそうです．どうやら，昨日の夜に，こんにゃくと，竹輪を食べたそうです．

M：竹輪ですか，そう言われてみるとCTのリング状陰影は竹輪のようにも見えなくもないですね．

G：確かに….

M：患者さんには歯科を受診するように指導しましょう．義歯を作ったほうが良さそうですね．

High-value Care & Low-value Care

高価値な医療：急性腹症の診断は容易ではない．前医からの情報を十分に検証し，必要に応じて問診・身体診察・検査所見を見直すこと．

低価値な医療：事前情報を再検討せず鵜呑みにすることで，異なった診断や治療方針を選択してしまう．

Glossary：成人腸重積症

小児の腸重積では，腹痛，嘔吐，血便が三大徴候であるのに対し，成人の場合は腹痛，悪心，嘔吐，腹満感などの腸閉塞症状，腹部腫瘤の触知が多く認められ，重積と自然解除を繰り返すことにより，症状はしばしば間欠的・慢性的に経過する．成人腸重積症の診断には，CT や超音波検査が有用であり，重積した腸管が層状，リング状に見える multiple concentric ring sign，target like sign などの所見が認められる．成人腸重積の治療は小児の場合と異なり，整復により腸重積が解除されても，77.3 ～ 86 %に腫瘍などの器質的疾患が存在すると報告されており，腸管切除を必要とされる場合が多い．

Short Lecture：食餌性腸閉塞

食餌性腸閉塞は比較的まれな疾患であり，全腸閉塞症例の 0.32 ～ 2.9 %とされている．食餌性腸閉塞を引き起こす食物としては，胃石，餅（BOX4），海藻，種子，コンニャク，きのこなどが多い．種子の種類としては，カキ，ウメ，モモ，マンゴー，ビワ，ピーナツなどが報告されている．

Box 3-2 腹部単純 CT 検査所見

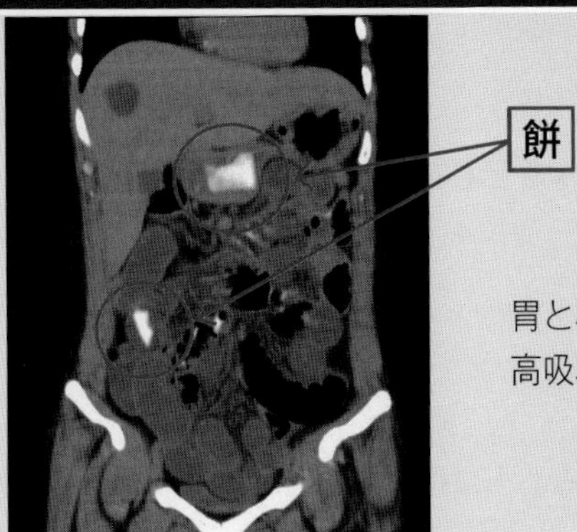

胃と小腸の腸管内に均一な
高吸収域を認めている．

食餌性腸閉塞の発症要因としては，①食餌の咀嚼不十分・欠如，②食餌自体が咀嚼・消化困難，③水分による食餌の膨張，④腸管の器質的異常，⑤腸管麻痺作用を持つ食餌などが考えられている．今回の症例は，歯が無いため食事を噛まないで食べたことによる食餌性腸閉塞であり，腸管内異物による通過障害と考えられる．食餌性腸閉塞のCT画像所見として，拡張し内容物が増加した小腸内に消化不良塊状物が多発すると同時に，閉塞部で嵌頓した像（bubbly mass and impaction）が典型的所見として報告されている．食餌性腸閉塞の治療は，先ず，食止めと胃管やイレウス管による腸管内減圧などの保存的治療を行い，改善がない場合には外科的治療を考慮する．ただし，食餌性腸閉塞でも，急激な通過障害により内容が停滞し，腸管壁進展による局所の循環障害や血管透過性亢進をきたすため，複雑性腸閉塞との鑑別が困難な場合もある．

Recommendations

急性腹症の診断は容易ではない．紹介患者であっても，診断・治療方針を見誤らないように事前情報を十分検討する．常に初診患者と考え，問診や身体診察を行い，必要と判断したら追加検査を行う．

学習のキーポイント

□ **前医からの医療情報を常に再検討する．**
- ■ 急性腹症の診断は容易ではない．
- ■ 事前情報があっても常に初診と考え問診や診察を行う．

□ **腸閉塞の原因に食餌性も念頭に入れる．**
- ■ CT画像所見の読影．
- ■ 口腔内チェックを忘れないこと．

References

1） 恩田昌彦，髙橋秀明，古川清憲，他：イレウス全国集計21,899例の概要．日本腹部救急医学会雑誌．2000；20 (5)：629-636.

2） Abenhaim HA, Tulandi T, Wilchesky M, et al: Effect of cesarean delivery on long-term risk of small bowel obstruction. Obstet Gynecol. 2018 ; 131 (2) : 354-359.

3） Honjo H, Mike M, Kusanagi H, et al: Adult intussusception: a retrospective review. World J Surg. 2015 ; 39 (1) : 134-138.

4） Zubaidi A, AI-Saif F, Silverman R. Adult intussusception: a retrospective review. Dis Colon Rectum. 2006 ; 49 (10) : 1546-1551.

5） 前田耕太郎，花井恒一，佐藤美信，他：1. 単純性イレウス a) 異物による腸内腔のイレウス．外科．2012-3；74 (3)：229-232.

6） 植月勇雄，水沼仁孝：CT所見と対面調査による食餌性小腸閉塞症の診断と治療．日本画像医学雑誌．2004；22 (4)：150-156.

Highlight

The question of whether emergency surgery should be performed for a patient who was diagnosed with bowel intussusception by her previous doctor

A female patient in her seventies felt periumbilical pain from around 9am. She waited and stayed at home for a while, however her abdominal pain didn't improve and gradually became more and more severe, so that she was transferred to a local clinic by an ambulance in the evening. Because she was suspected of having bowel intussusception, she was consulted to the author's hospital for surgery. Her medical history was as follows; Caesarean section, hypertension, diabetes, bowel intussusception (conservative therapy with diagnosis of adhesive intestinal obstruction 9 months before).
Internal medicines：Telmisartan, Rosuvastatin calcium, Zolpidem tartrate, Daikenchuto, Kanzouto, Insulin degludec／Insulin aspart.
She didn't have drug, food and metal allergies.
Physical findings：blood pressure 130/70 mmHg, pulse rate 84 /minute, regular, respiratory rate 16 /minute, temperature 36.6 ℃. Her consciousness was lucid. She didn't have anemia in her palpebral conjunctiva and yellowing in her eye conjunctiva. Her cardiac sound was normal and respiratory sound clear. Her abdomen was slightly swelling. While having tenderness in her lower abdomen, she didn't have rebound tenderness or muscular guarding. Her intestinal murmur increased a little.
It is never easy to diagnose acute abdomen. Therefore, even for patients referral, it is necessary to consider prior information fully in order to avoid mistakes for diagnosis and treatment plan. It is always vital to see patients on the first visit, to perform interview and physical examination properly, and to also add clinical tests if needed.

(皆川 輝彦)

CASE 6 中年女性の右上腹部痛 ー画像検査の first は？

Words of Acute Abdomen

ときには心を鬼にしてプローブでお腹を押すべし.

CHALLENGE CASE

患　者： 50 歳代，女性.

主　訴： 右上腹部痛

病　歴： 夜間就寝中に強い右上腹部痛が出現した．痛みは持続し，嘔吐も 2 回みられ，自宅で経過をみていたが痛みは改善せず，嘔吐も続いたため救急外来を受診した.

既往歴： 脂質異常症で内服加療中．幼少時に虫垂炎手術歴あり.

身体所見： 身長 158 cm, 体重 60 kg, 血圧 134/80 mmHg，脈拍 88 回 / 分・整，呼吸数 18 回 / 分，体温 38.1 ℃.
意識清明．眼瞼結膜に貧血はなく，眼球結膜に黄染はない．胸部は心音純，呼吸音清．腹部は平坦で腸雑音は亢進 / 減弱はない．右季肋部に著明な圧痛および筋性防御を認める．Murphy 徴候 (Glossary 1) は陽性.

Tutorial

(指導医 M)：右上腹部痛を主訴に受診された女性です．どのように考えていきますか？

(総合診療研修医 G)：女性に頻度の多い腹痛疾患を鑑別に挙げながら，問診や診察をするとよいと思います．

M：そうですね．では，女性に多い急性腹症の原因としてどんな疾患が考えられますか？

G：**CQ 3** に女性における急性腹症の原因疾患が記載されています．消化性潰瘍，急性虫垂炎や腸閉塞などの消化管系や急性胆管炎，急性胆嚢炎といった胆道系疾患，尿管結石が挙げられていますが，やはり女性では，Fitz-Hugh-Curtis 症候群といった骨盤内炎症性疾患，卵巣茎捻転，卵巣出血，異所性妊娠などの産婦人科系の疾患を念頭におくことが重要と思います．

M：その通り．やはり女性の腹痛といった場合にはまず産婦人科系疾患を除外しないといけないですよね．40 歳以下の患者さんに限定すると産婦人科系疾患が 45％に及ぶとの報告もあるんですよ．では，鑑別疾患をある程度頭に入れたところで，腹痛症例では何に注意をして問診をすればよいでしょう？

G：**CQ 16** に腹痛における問診について記載されています．腹痛の位置，性状，吐血や下痢，便秘などの随伴症状の有無を聞くことが重要です．女性の場合は，不正出血の有無や妊娠の可能性も聞かなければならないと思いますし，尿管結石から膀胱炎の可能性を考えて，排尿痛の有無も必要ですね．**CQ 17** に記載しているように，尿管結石や消化性潰瘍など発症を繰り返す疾患もあるため，既往症や手術歴について聞くことも重要です．

M：この症例はどうでしょう？腹痛の性状などはどうでした？

G：痛みの部位は右上腹部で，痛みは強く，多少波はあるものの持続していました．夜間急に出現し，下痢はありませんでしたが，嘔吐がみられました．吐物は食物残渣で血液成分はみられませんでした．排尿痛や不正出血はありませんでした．

M：既往歴や手術歴はどうですか？

G：幼少時に虫垂炎の手術を受けています．

M：問診だけでもいろいろなことがわかってきましたが，腹痛の問診で聞かなければならない重要なことを忘れていませんか？

G：えーと，…食事ですか？

M：ですねえ．腹痛は食事との関連も多く，空腹時なのか，食後なのか，生ものなど何を食べたのかなどを聞くことも重要です．この症例はどうでしたか？

G：今回，生ものの摂取はなかたようですが，天ぷらを自宅で揚げて食べたそうです．

M：油もの摂取後の腹痛ですか～，今回の腹痛と関連がありそうですねぇ．食後，特に油っぽい物を食べた後の腹痛は今回が初めてだったのですか？

G：今回のように嘔吐もみられ，救急車を呼ぶほどの痛みは初めてだったそうです．ただ，油っぽい物かどうかは覚えていないとのことですが，以前より時々食後に右上腹部に違和感がみられることはあったそうです．

M：なるほど．問診だけでも疾患を絞り込むことができそうですね．現時点で考えられる疾患は何がありますか？

G：女性ということで婦人科系疾患を疑いましたが，婦人科系疾患は下腹部痛が多いような気がしますし，右上腹部に持続する痛みということで，胃十二指腸潰瘍などの上部消化管疾患や胆嚢炎などの胆道系疾患が考えられます．嘔吐がみられたので，腸炎も考えましたが，下痢症状がないので考えづらいかなと…．夕食で天ぷらを食べたとのことで，油っぽい物を食べた後の腹痛ということで胆嚢炎や総胆管結石などの胆道系疾患が疑わしいですかねぇ．

M：ずいぶん疾患が絞られてきましたが，次に身体所見からさらに確定診断を進めていきましょう．

G：診察では右季肋部に著明な圧痛と筋性防御を認め，Murphy 徴候は陽性でした．問診や身体所見からは胆石による急性胆嚢炎が一番疑わしいです．

M：確かに，Murphy 徴候陽性は，急性胆嚢炎の診断基準に挙げられる特徴的な所見です．しかし，**CQ 40** に記載されているように Murphy 徴候は急性胆嚢炎診断における特異度は 85 ％と高いですが，特に高齢者では感度は低いと言われています．また，先程婦人科系疾患は下腹部痛が多いと言っていましたが，婦人科系疾患でも右上腹部や季肋部痛を認めるものもありますよ．Murphy 徴候のみで急性胆嚢炎と診断してよいですか？現時点で他に疑わしい疾患はないですか？

G：えーっと．他にありますかねぇ…．他に挙げられる疾患としては，発熱つまり炎症を伴う右上腹部痛を認める疾患として，総胆管結石，胆管炎や胃・十二指腸潰瘍，急性膵炎，結腸憩室炎などがあると思います．特に，筋性防御を認めているので潰瘍なら穿孔している可能性もあるかもしれません．他に，年齢層が違うかもしれませんが，女性ということで Fitz-Hugh-Curtis 症候群もあるかもしれません．結局絞りきれなくなってしまいました…．

M：では，検査結果をみてみましょう．

血液・尿所見（Box 1）：白血球数は18,000 /μLと増加し，CRPは6.2 mg/dLと上昇している．軽度肝障害を認めるが，ビリルビンは正常である．それ以外に明らかな異常所見はない．また,尿所見も明らかな異常所見は認めない．
胸部X線検査所見：両肺野と心陰影に異常所見はない．また，横隔膜下の遊離ガス像もない．
腹部単純X線検査所見：腸管拡張像や鏡面像などの異常所見はない．また，胆嚢結石を疑わせる陰影もない．

G：血液検査で炎症所見と軽度の肝障害を認めますが，それ以外に明らかな異常所見は認めません．また,胸部X線検査所見で横隔膜下の遊離ガス像はなく，消化管穿孔の可能性は低そうですが，**CQ 71**に腹腔内遊離ガスの検出にはCTが推奨されるとあるので，CTでの確認が必要と思います．血液検査でビリルビンは正常でしたが，炎症所見と軽度の肝障害を認めているので，やはり急性胆嚢炎が疑わしいと思います．

Box 1　血液検査所見

【血液】		【生化学】			
WBC	18,000 /μL	T-P	7.8 g/dL	T-cho	228 mg/dL
RBC	452 × 10^4 /μL	Alb	4.2 g/dL	TG	106 mg/dL
Hb	14.2 g/dL	T-Bil	0.5 mg/dL	BUN	18 mg/dL
Ht	40.4 %	D-Bil	0.1 mg/dL	Cr	0.52 mg/dL
PLT	24.5万 /μL	AST	42 U/L	血糖	92 mg/dL
		ALT	45 U/L	Na	139 mM
【尿】		LDH	167 U/L	K	3.8 mM
比重	1.02	ALP	302 U/L	Cl	104 mM
pH	5.0	γ-GTP	26 U/L	CRP	6.2 mg/dL
蛋白	(－)	AMY	66 U/L		
糖	(－)				
潜血	(－)				
アセトン	(－)				
ビリルビン	(－)				
ウロビリノーゲン	(±)				
沈渣	RBC　3-5/1F				
	WBC　3-5/1F				

M：急性胆嚢炎を考えているようですね，次の検査はどうしましょうか？

G：腹部超音波検査を行ないたいですが，痛みが強くて呼吸を止めるのが難しそうですし，炎症所見も高度で，腹部全体をみるためにまずは腹部CT検査を行なう方がよいかもしれないです．軽度ですが肝障害も認めていますので胆管炎の鑑別も必要かと思います．

M：わかりました．それでは腹部CT検査の結果を見てみましょう．

腹部造影CT検査所見（Box 2）：胆嚢は腫大し，びまん性に壁肥厚を認める．胆嚢周囲の脂肪織濃度の上昇も認める．胆嚢内腔に高吸収を呈する明らかな結石は認めない．肝臓，胆管，膵臓，脾臓，両側腎臓，腸管に明らかな異常所見はない．

G：腹部CT所見では，胆嚢は腫大し，びまん性に壁肥厚を認め，胆嚢周囲の脂肪織濃度の上昇も認めていることから，やはり急性胆嚢炎を考えます．ただ，急性胆嚢炎は90 %以上が結石を原因として発症すると言われていますが，胆嚢内に結石を認めないことが疑問です．やはり，腹部超音波検査を行ないたいです．

M：はい．それでは腹部超音波検査の結果を見てみましょう．

Box 2　腹部造影CT検査所見

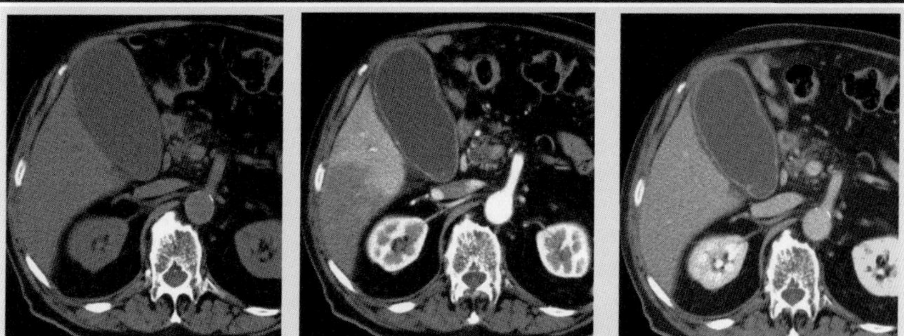

単純　　動脈相　　平衡相

腹部超音波検査所見（Box 3）：胆嚢は緊満し，胆嚢壁のびまん性肥厚を認める．頸部側内腔には音響陰影を伴う高エコー（矢頭）と内腔に充満するデブリエコーを認める．肥厚した胆嚢壁を拡大すると（□枠），高・低・高エコー帯を有し，その中央の低エコー帯にドプラシグナル（矢印）を認める．

G：症状や身体所見，一般検査所見から胆石による急性胆嚢炎を第一に考えていましたが，腹部CTでは急性胆嚢炎を疑う所見を認めたものの，胆石が認めなかったのが疑問でした．腹部超音波検査で，胆嚢は緊満し，音響陰影を伴う高エコーを認め，胆石の存在がはっきりしました．

M：そうですね．やはり，先生が最初から疑っていた胆石による急性胆嚢炎が考えられますね．**CQ 65** に記載されているように，胆石・急性胆嚢炎は超音波検査が有用です．先生は優しさからか痛みのない腹部CTを最初に選びましたが，**CQ40** に記載されているように，超音波プローブによる胆嚢圧迫による疼痛(Sonographic Murphy 徴候，**Glossary 2**)は，急性胆嚢炎の診断においてMurphy 徴候よりも勝っているとされているのですよ．確実な診断のためには患者さんにもある程度我慢してもらい，こちらも心を鬼にして胆嚢をプローブで押さなければならないときがあるんですよ．

特に腹部CTでは描出されないコレステロール結石や色素石といった陰性結

Box 3　腹部超音波検査所見

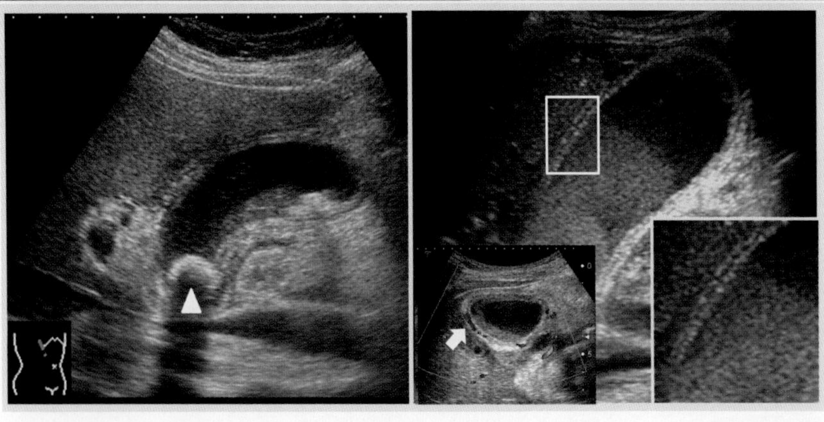

石があり，胆石の存在を確認するには腹部超音波検査が第一選択となります．なので，胆石・胆嚢炎を疑った場合，まずは腹部超音波検査を行なうのがよいでしょう．ただ，腹部超音波検査にも問題があって，肥満や開腹手術後でガスが多かったりする症例では，体表から深部にある病変は見えづらく，胆嚢頸部の結石，特に陥頓している結石には注意が必要ですね．もちろん，腹部 CT が不要というわけではないですよ．CT は主に膿瘍含めた胆嚢周囲の炎症の広がりや穿孔の有無を評価するためには非常に有用です．

最終診断：胆石による急性胆嚢炎

High-value Care & Low-value Care

高価値な医療：

・問診や身体所見で急性胆嚢炎が疑われた場合は，まずは腹部超音波検査を行い，右季肋部の圧痛の有無（Sonographic Murphy 徴候）を確認する．診断が確定したら，CT で炎症の程度の評価をする．

低価値な医療：

・患者さんの疼痛症状に惑わされ，CT 検査に固執してしまい，CT 陰性結石の存在を忘れ，胆嚢炎を除外してしまう．

Glossary

1　**Murphy 徴候：**炎症のある胆嚢を検者の手で触知すると，痛みを訴えて呼吸を完全に行なえない状態のこと．

2　**Sonographic Murphy 徴候：**超音波プローブによる胆嚢圧迫による疼痛

Short Lecture：急性胆嚢炎

急性胆嚢炎の 90 ～ 95 % が胆石だが，循環障害，化学的傷害，特殊な細菌・原虫・寄生虫による感染，膠原病，アレルギー反応など，多彩な要因がある．特に胆石を成因としない胆嚢炎を無石胆嚢炎といい，心疾患や胃癌などの手術後や外傷，熱傷など重症疾患の治療中に発生しやすく，治療の複雑化とともに，無石胆嚢炎の頻度は増加していると言われている．また，成因の一つとして糖尿病による胆嚢壁の循環障害などもある．

胆石形成の危険因子としては，以前より言われている 4F; forty (40 歳代), female (女性), fatty (肥満), fair (白人), さらに fecund (多産) を加え 5F が有名だが，最近では脂質異常症や急激な減量ダイエット，ホルモン療法などによる胆嚢収縮機能の低下や，腸管機能の低下，動物性脂肪の摂りすぎといった食生活習慣なども挙げられる．

急性胆嚢炎は胆石疝痛発作との鑑別が難しいことがあるが，一般的に胆石疝痛発作の腹痛は一時的で，4 〜 6 時間以上痛みが続く場合は急性胆嚢炎が強く疑われる．また急性胆嚢炎では腹膜の炎症による痛みのためかなり強い痛みとなり，右肩や肩甲部に放散するのが特徴的である．

確定診断は画像診断で，まずは超音波検査を行う．

胆石を伴う急性胆嚢炎の治療としては，早期胆嚢摘出術が基本だが，早期の手術が困難な場合は，胆嚢ドレナージによる全身状態の改善も有用である．ただ，最近高齢者の急性胆嚢炎も増え，抗血栓薬を服用している症例も多く，胆嚢ドレナージのタイミングが難しい場合もある．また，胆嚢ドレナージや抗菌薬投与による内科的治療は侵襲が少なく高齢者にはよい適応と思われるが，入院期間が長期になるなどの問題もあり，やはり早期の手術がよいかもしれない．

Recommendations

急性胆嚢炎は，問診と腹部診察である程度診断が可能である．胆石の種類によっては腹部 CT で描出されないものがある．急性胆嚢炎を疑った場合は，まずは腹部超音波検査を施行し，プローブによる右季肋部の圧痛の有無を確認する．

学習のキーポイント

□ **問診と身体診察の重要性を知る.**

- ■ 年齢・性別・腹痛の部位に応じた疾患を挙げることができる.
- ■ 鑑別疾患とその優先順位を考えながら，問診や身体診察を行う.

□ **急性胆嚢炎を疑った場合の画像検査**

- ■ 第一選択は腹部超音波検査である.
- ■ Sonographic Murphy 徴候を確認する.

References

1) 急性胆管炎・胆嚢炎診療ガイドライン改訂出版委員会：急性胆管炎・胆嚢炎の診療ガイドライン 2018, 医学図書出版 .
2) Fidler J, Paulson EK, Layfield L: CT evaluation of acute cholecystitis: findings and usefulness in diagnosis. AJR. 1996 ; 166 : 1085-1088.
3) Yamashita K, Jin MJ, Hirose Y, et al: CT finding of transient focal increased attenuation of the liver adjacent to the gallbladder in acute cholecystitis. AJR. 1995 ; 164 : 343-346.
4) Shapiro MJ, Luchtefeld WB, Kurzweil S, et al: Mazuski JE.Acute acalculous cholecystitis in the critically ill. Am Surg. 1994 ; 60 (5) : 335-339.
5) Raine PA, Gunn AA: Acute cholecystitis. Br J Surg. 1975 ; 62 (9) : 697-700.

Highlight

A middle-aged woman with right upper abdominal pain: What is the first choice for image inspection?

Patient: a woman in her fifties
Chief complaint: right upper abdominal pain
History of present illness: She had experienced severe right upper abdominal pain while sleeping at night. The pain continued and she vomited twice. She stayed at her home, however the pain didn't improve and the vomiting continued, so she visited the outpatient clinic of the author's hospital.
Medical history: She was under internal treatment for dyslipidemia. She had undergone appendectomy in childhood.
Physical findings: height 158 cm, weight 60 kg, blood pressure 134/80mmHg, heart rate 88 /minute, regular, respiration rate 18 /minute, temperature 38.1 ℃ . Her consciousness was lucid. She didn't have conjunctival icterus. Her heart beat was regular, breath sounds were clear. Her abdomen was flat and her intestinal murmur neither increased nor decreased. She had significant tenderness and muscular defense in the right hypochondriac region. Murphy's sign was positive.
Acute cholecystitis can be diagnosed to a certain degree by interview and abdominal examination. Some kinds of gallstone might not show up in a CT exam. Therefore, when acute cholecystitis is suspected, abdominal ultrasonography should be carried out at first so as to confirm the tenderness in the right hypochondriac region by using the probe.

(塩澤 一恵)

CASE 7　腹部所見に乏しい持続痛
－急性胃腸炎？

Words of Acute Abdomen

初期診断が不明の場合，安易に「急性胃腸炎」と診断しない．

CHALLENGE CASE

患　者： 70 歳代，女性

主　訴： 下腹部痛

病　歴： 夕食後に突然，臍周囲の痛みが出現した．嘔吐が 1 回あり，トイレに行ったところ下痢があった．今まで経験したことがないほどの強い腹痛が持続し，まったく改善しないため，救急外来を受診した．

既往歴： 高血圧と心房細動で内服加療中である．開腹歴はない．

身体所見： 血圧 160/116 mmHg．脈拍 94 回 / 分．体温 36.1 ℃．全身に冷感がある．意識清明．眼瞼結膜に貧血はなく，眼球結膜に黄染はない．胸部は心音純，呼吸音清．腸雑音は減弱している．腹部は平坦で全体的に軟らかい．下腹部に圧痛を認めるが，腹膜刺激徴候はない．肝・脾・腫瘤は触知しない．

経　過： 23：15 救急外来受診

腹痛，嘔吐と下痢が出現したことから，外来の担当医は，まず，急性胃腸炎を疑った．しかし，強い痛みが持続していることから，血液検査（Box 1）と腹部単純 CT 検査（Box 2）を施行した．

血液検査では，白血球数が増多し，Ht，T-P，BUN などが上昇しており，炎症所見と脱水を認めた．CT 検査では，腹水貯留や遊離ガス像はなく，腸閉塞を疑わせる腸管拡張や鏡面像も認めなかった．また，腸炎や憩室炎などを示唆する腸管浮腫像や dirty fat sign もなかった．

Box 1 血液検査所見

【血液】		【生化学】	
WBC	13,500 /μL	CRP	0.4 mg/dL
RBC	5.13 × 10^6 /μL	Na	143 mM
Hb	16.5 g/dL	K	3.3 mM
Ht	49.1 %	Cl	105 mM
PLT	23.6万 /μL	T-P	8.9 g/dL
		Alb	4.9 g/dL
		BUN	24 mg/dL
		Cr	1.06 mg/dL
		AST	44 U/L
		ALT	22 U/L
		CK	230 U/L
		LDH	386 U/L
		AMY	201 mg/dL

Box 2 腹部単純ＣＴ検査所見

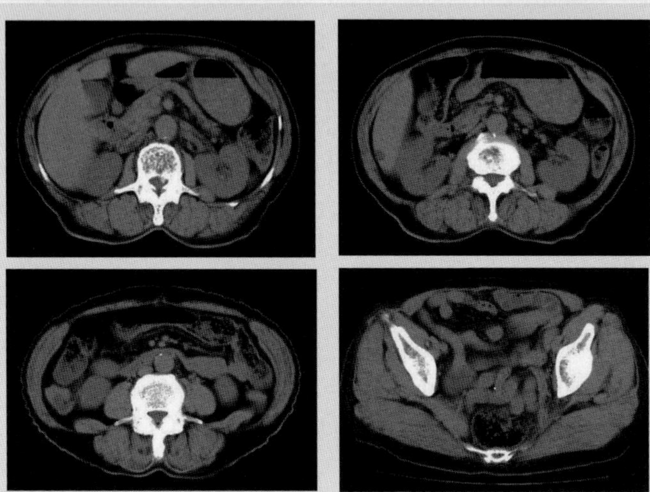

　診断は明らかでないが，痛みが持続しており，脱水も認めているため入院とした．
翌日 5：00
入院後も腹痛と下痢が持続していたが，朝方 5 時頃に粘血便が出現してきた．腹痛も持続痛が軽快しないため，7：42 に腹部造影 CT 検査（Box 3）を施行した．明らかな腹水貯留や遊離ガス像，腸閉塞像はなかったが，造影の動脈相で，上腸間膜動脈（SMA）の起始部近傍に造影剤の陰影欠損像を認めた（Box 4）．

診　断：　上腸間膜動脈閉塞症

治　療：　Interventional Radiology(IVR) による血栓溶解療法が奏功し，軽快退院となった．(Box 5)．

Box 3　腹部造影ＣＴ（動脈相）検査所見

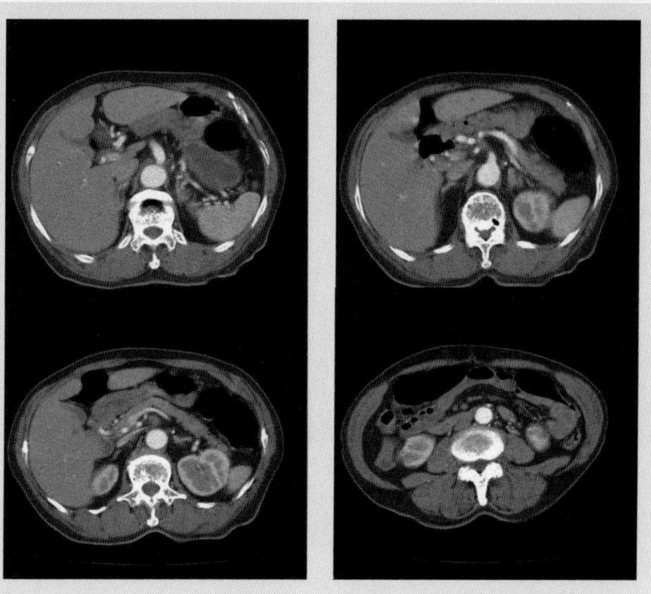

Box 4　上腸間膜動脈のＣＴ検査所見

単純　動脈相　平衡相

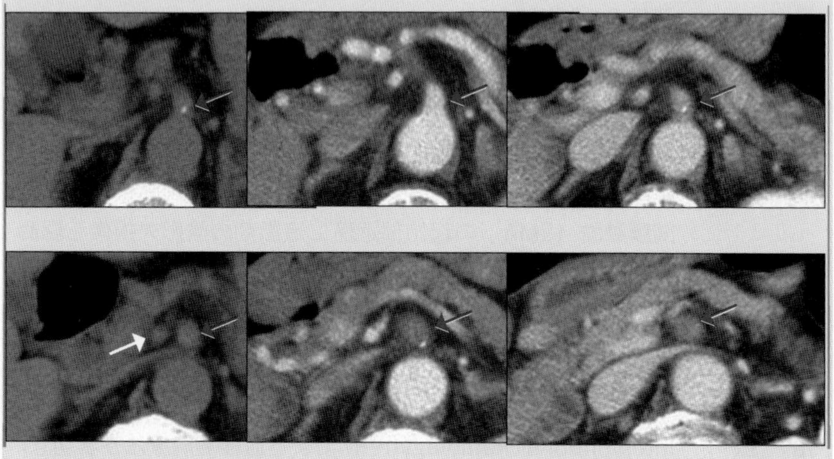

⇒ 色矢印：SMA　⇨ 白色矢印：SMV

Box 5　腹部血管造影検査所見

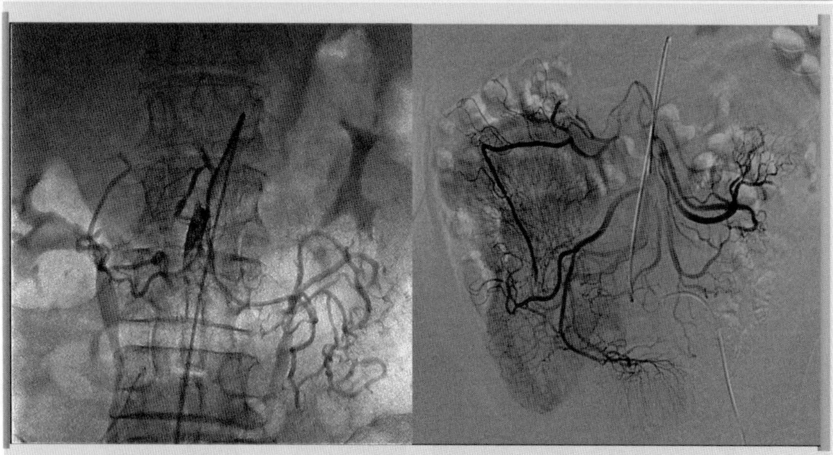

初回　３日後

Tutorial

(指導医 M)：今回の症例は，上腸間膜動脈閉塞症です．日常診療で遭遇する頻度は高くないですが，見逃してはいけない重篤な疾患のひとつですね．

(総合診療研修医 G)：初診から検査，診断，治療までの流れをみると，早いタイミングでIVRを施行しており経過も良好です．担当医の診療にとくに問題はなさそうです．

M：確かにIVRのみで軽快し，腸管の大量切除に至らずに済みましたので良かったです．ただ，血管病変ですので，刻一刻と腸管壊死が進行することを考えれば，もっと早いタイミングで診断できればより良いですね．

それでは，ガイドラインを参考に，経過を見直してみましょう．まずは，問診と身体診察所見です．診断に結び付きそうなキーワードを挙げてみてください．

G：まずは，「突然の臍周囲痛」で，それも今までに経験がないほどの痛みとのことです．突然発症の強い腹痛は **CQ 28** にあります．まず念頭に置かなければいけないのが，大動脈瘤破裂や大動脈解離，消化管穿孔，臓器の虚血（腸間膜動脈閉塞，卵巣捻転）などです．

M：腹痛の性状はどうでしょうか？

G：痛みは最初から持続性で，入院後も続いています．持続痛は体性痛ですが，**CQ 29** をみると「時間経過とともに増悪するような体性痛は外科的介入が必要な場合が少なくない」とされています．

M：**CQ 19** も参考になりますね．

G：はい．「持続する腹痛は通常重篤な腹部疾患であり，腹部CTなどにより早期に診断・治療を行わなければ予後不良となる可能性が高い」と記載されています．

M：病歴から考えると，最初から重篤な疾患を念頭に置いたほうがよさそうですね．それでは，既往歴をみてみましょう．

G：開腹歴がないので，開腹術後の癒着性による腸閉塞の可能性は低いです．やはり気になるキーワードは「心房細動」です．**CQ 55** に急性腹症患者で心房細動を認めた場合に考慮すべき疾患が記載されています．心房細動は血栓塞栓症の非常に高いリスクファクターですので，腸間膜虚血，脾梗塞，腎梗塞が挙げられています．

M：担当医は，腹痛・嘔吐・下痢の症状から急性胃腸炎を疑っていましたが，今までの経過を振り返ると，腸間膜の血管障害などを念頭に置いたほうが良いですね．

それでは，身体診察所見を確認してみましょう．

G：下腹部に圧痛がありますが，腹膜炎などの重篤な病態を示唆する腹膜刺激徴候は認めていません．症状と腹部所見が合わない印象です．

M：腹膜刺激徴候の有用性については，**CQ 43** に記載されています．

G：腹膜刺激徴候はもちろん腹膜炎を示唆する所見ですが，「腸間膜血管障害では，初期には診察所見に不釣り合いなほどの痛みを訴えるのが特徴」と記載されています．つまり，発症の初期には腹膜刺激徴候を認めなくても重篤な血管障害は否定できないということですか？

M：そうです．上腸間膜動脈閉塞症などの血管障害の初期は，必ずしも腹膜刺激徴候が出現するとは限りません．逆に，腹部所見が乏しい割に激しい持続痛を訴えている場合には，積極的に血管障害を疑う必要があります．本症例を診断するうえで重要なポイントの一つですね．もちろん，病状が進行すれば，腹膜刺激徴候は出現してきます．

それでは，次に検査結果を振り返ってみましょう．まずは，血液検査と腹部単純 CT 検査を施行しています．

G：血液検査では炎症所見と脱水を認めています．夕食後に腹痛が出現し深夜に救急外来を受診していますが，時間的には急速に脱水が進行している感じがあります．急速な脱水と考えると腸閉塞が疑われますが，CT 検査では，腸管拡張像や鏡面像はなく機械的腸閉塞とは診断できません．また，消化管穿孔を示唆する遊離ガス像も認めません．疑われている腸間膜血管障害も単純 CT 画像からは良くわかりません．私が読影できる範囲では，腹痛の原因となる異常所見はなさそうですが…

M：腸閉塞も急速に脱水をきたしますが，血管障害でも虚血腸管への水分漏出により急速に脱水が進行していきます．しかし，確定診断には，やはり画像検査が必須ですね．確かに単純 CT 検査のみで，血管障害を診断するのは困難です．入院後，朝方に下血していますが，その段階で，やはり通常の急性胃腸炎ではないと判断し，造影 CT 検査を行っています．そこで初めて，上腸間膜動脈閉塞症と診断できました．とくに動脈相で SMA の閉塞が明らかですね．

G：確かに，単純 CT 検査では不明だった血管閉塞が，造影 CT 検査では容易に診断できます．

M：そうです．今回の症例を振り返ってみると，症状，病歴，既往歴，腹部所見からも腸間膜血管障害が疑われます．造影剤のアレルギー歴や腎障害がなければ，単純 CT 検査だけではなく，最初から造影 CT 検査を行うべきでしたね．そうすれば，約 7 時間早く確定診断できた可能性が考えられます．

High-value Care &　Low-value Care

高価値な医療：

- 問診や身体診察所見で腸間膜血管障害が疑われた場合は，単純 CT 検査のみではなく，必ず造影 CT 検査を行うこと．

低価値な医療：

- 初期診断が不明の場合，安易に「急性胃腸炎」と診断すること．
- 腸間膜血管障害が否定できない場合に，萎縮した不十分な検査で経過を見てしまうこと．

Glossary：Smaller SMV sign

造影剤のアレルギー歴や腎障害があり，造影剤が使用できない場合には，単純CT画像から，SMAの閉塞の有無を推測する方法がある．一つは血管内のhigh densityで，SMAの内腔が大動脈や上腸間膜静脈（SMV）より高輝度を呈する所見で，新鮮血栓を反映していると考えられている．もう一つは，smaller SMV signと呼ばれ，SMA起始部より1～3cm尾側のスライスでSMAとSMVの外径を比較して，SMVがSMAより細くなっている所見である．通常，SMVがSMAより太いが，SMAの閉塞により腸間膜の血流が低下すると還流静脈血も減少するためSMVが細径化し，動脈の径より小さくなる．実は，この症例の初診時の単純CT画像でも同様の所見が認められている（**Box 6**）．そのうえで，超音波検査のカラードップラーを用いてSMAの血流消失を確認できれば診断が可能と思われる．

Box 6　腹部単純ＣＴ検査所見に認められた“Smaller SMV sign”

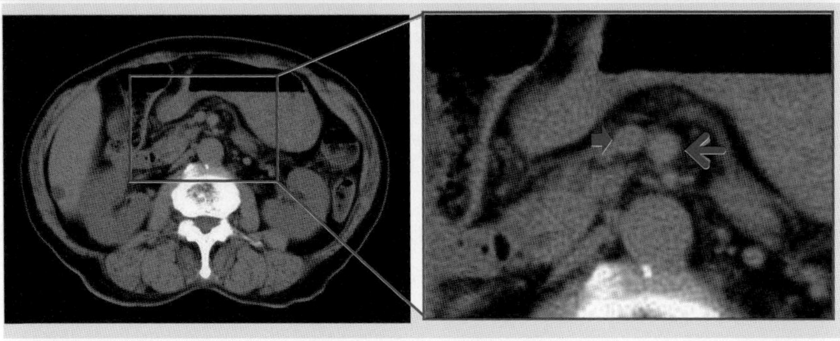

SMA（➔）に比較してSMV（➡）が細径化している．

Short Lecture: 上腸間膜動脈閉塞症

腸間膜血管障害をきたす病態には，上腸間膜動脈閉塞症，腸間膜静脈・門脈血栓症，非閉塞性腸管･腸間膜虚血症がある．なかでも上腸間膜動脈閉塞症は，腸間膜血管障害の 60 ～ 70 ％を占めている．成因により塞栓症と血栓症に分類され，塞栓症は心房細動などの不整脈に続発するもので，中結腸動脈あるいはその遠位で血管の塞栓が起きる場合が多い．一方，血栓症は動脈硬化症に伴うもので血管の起始部近傍に多く認められる．虚血により激しい腹痛を訴えるが，腹膜刺激徴候を認めないことも多いため，初期診断で「急性胃腸炎」と診断され思わぬピットフォールに落ちることがある．

血液検査では特異的なものはないが，白血球数の増多や，虚血腸管への水分漏出により Ht 値が上昇する．腸管壊死を伴う場合は，CK や LDH の上昇や代謝性アシドーシスがみられる．また D-dimer の上昇も参考になる．

確定診断には造影 CT 検査とくに multidetector-row CT(MDCT) が有用で，特異度 95％以上，感度 90％以上とされている．撮影のタイミングは，単純（造影前）と動脈相，平衡相の 3 相が必要で，動脈相では SMA の造影欠損や腸管の造影効果の減弱が認められる．また，病状が進行すると腸管壁が菲薄化する所見（paper thin wall）も出現する．

Recommendations

上腸間膜動脈閉塞症の発症初期は，激しい持続痛を訴えるが，腹部診察所見に乏しく腹膜刺激徴候を認めない場合があることを常に念頭に置く．また，問診などから腸間膜血管障害が否定できない場合は，見逃しを防ぐために，必ず造影 CT 検査を行う必要がある．

学習のキーポイント

□ **上腸間膜動脈閉塞症の臨床像の特徴を知る．**

- ■ 腹痛の発症様式と性状
- ■ 発症初期の腹部所見
- ■ 既往歴

□ **迅速に確定診断に繋がる検査を施行する．**

- ■ 画像検査の選択
- ■ 画像所見の読影

References

1） 室野浩司，川合一茂，須並英二，他：腸間膜血管閉塞症．救急医学．2012；36（11）：1536-1540.

2） 山田岳史，松田明久，町田　幹，他：虚血性腸疾患の診断と治療―腸間膜動脈血栓症．消化器外科．2014；37（6）：987-994.

3） Furukawa A, Kanasaki S, Kono N, et al : CT diagnosis of acute mesenteric ischemia from various causes. AJR. 2009 ; 192 (2) : 408-416.

4） Menke J. Diagnostic accuracy of multidetector CT in acute mesenteric ischemia:systematic review and meta-analysis. Radiology. 2010 ; 256(1) : 93-101

5） 鈴木敏文：急性上腸間膜動脈閉塞症の CT 診断．日本医放会誌．1996；56（3）：83-88.

6） 味村俊樹，安達実樹，野澤慶次郎，他：腸間膜動脈閉塞症の診断．消化器外科．2005；28（1）：25-35.

7） 早川克己，西村一雅，岡村隆仁，他：高齢者の急性腹症．画像診断．1999；19（9）：1053-1062.

8） 下平政史，中川基生，小澤良之，他：急性腹症の画像診断―血管系．画像診断．2016；36（14）：1420-1429.

Highlight

Not to look over the occlusion of the superior mesenteric artery

Patient: a woman in her seventies

Chief complaint: lower abdominal pain

History of present illness: She experienced pain around the navel suddenly after dinner. After vomiting once, she had diarrhea when she went to the lavatory. While keeping to feel severe abdominal pain unlike any she had ever experienced, she visited the outpatient clinic of the author's hospital because the pain didn't improve.

Medical history: She was under medical treatment for hypertension and atrial fibrillation. She didn't have undergone abdominal operation.

Physical findings : blood pressure 160/116 mmHg, pulse rate 94 /minute, temperature 36.1 ℃. She had cold sense all over. Her consciousness was lucid. She didn't have anemia in her palpebral conjunctiva nor conjunctival icterus. Her cardiac sound was lucid and respiratory sound clear. Her intestinal murmur decreased. Her abdomen was flat and soft overall. Although she felt tenderness in her lower abdomen, she didn't have signs of peritoneal irritation. Liver, spleen and mass was impalpable.

At the initial stage of occurrence of the occlusion of the superior mesenteric artery, patients complain of severe, constant pain. However, it is always necessary to consider that there are patients who don't have any abnormalities in the abdominal physical findings or the syndrome of peritoneal irritation. Furthermore, when mesenteric vascular disorders can't be ruled out from history taking, contrast CT examination should be conducted in order to prevent it being overlooked.

（島田 長人）

CASE 8　妊婦の急性腹症 ―さあ，どうする？

Words of Acute Abdomen

妊婦の放射線被ばく線量に関する正確な知識のもとに，検査の必要性を判断する．

CHALLENGE CASE

患　者： 30 歳代，女性．

主　訴： 上腹部痛

病　歴： 夕食後から上腹部の痛みが出現した．痛みは間欠的で波があった．2 回嘔吐したが，下痢はなかった．自宅で様子をみていたが，腹痛が軽快しないため，夜間の救急外来を受診した．なお，妊娠 17 週で近医の産科クリニックに通院中である．

既往歴： 特記すべきことはない．

身体所見： 血圧 110/70 mmHg．脈拍 72 回 / 分・整．体温 36.9 ℃．意識清明．眼瞼結膜に貧血はなく，眼球結膜に黄染はない．胸部は心音純，呼吸音清．腸雑音はやや亢進している．上腹部に圧痛を認めるが，腹膜刺激徴候はない．

経　過： 救急外来受診

腹痛・嘔吐の症状から，外来の担当医は，急性胃腸炎を疑った．痛みが強く，腹部 X 線検査を考慮したが，妊娠 17 週のため検査はできないと判断し，点滴で補液をしながら外来で経過観察した．痛みが少し軽快してきたため，いったん帰宅することになった．

翌日外来再診

帰宅後も，やはり腹痛は消失せず，徐々に痛みが増強してきた．嘔吐も頻回となり，再度外来を受診した．

痛みの部位は，臍上やや左側で，打診で鼓音を呈していた．

外来担当医は，妊娠中のため，まず産婦人科に連絡しコンサルトしたところ，必要であれば腹部X線検査は施行して構わないとの返事をもらった．外来担当医は，X線検査を行っても大丈夫か否か判断に迷い，まずは当院の産婦人科を受診させた．

産婦人科では，内診と超音波検査を施行したが，産婦人科的には異常所見はないとの返信であった．

その後も腹痛は軽快しないため，血液検査（Box 1）と腹部超音波検査（Box 2）を施行した．

Box 1　血液検査所見

【血液】		【生化学】			
WBC	11,400 /μL	CRP	0.3 mg/dL	T-Bil	0.6 mg/dL
RBC	3.85×10^{6} /μL	Na	136 mM	AST	17 U/L
Hb	11.9 g/dL	K	3.6 mM	ALT	26 U/L
Ht	33.8 %	Cl	104 mM	LDH	176 U/L
PLT	20.7万 /μL	T-P	6.9 g/dL	ALP	98 mg/dL
		BUN	8 mg/dL	γ-GTP	11 U/L
		Cr	0.36 mg/dL	AMY	72 U/L
		血糖	126 mg/dL	CK	36 U/L

Box 2　腹部超音波検査所見

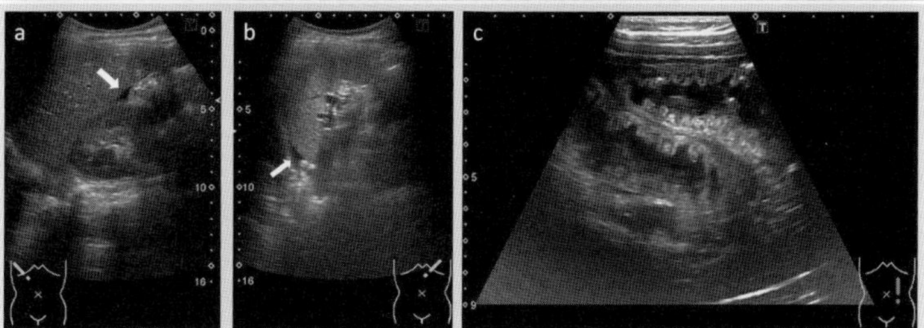

モリソン窩（a）と脾臓周囲（b）に少量の腹水貯留があり（矢印），疼痛部位に一致して小腸の拡張と壁の浮腫性肥厚を認めた（c）．

血液検査では，白血球数が 11,400 /μL とやや増多し，CRP が 0.3 ㎎ /dL とやや上昇していたが，その他には明らかな異常所見はなかった．腹部超音波検査では，肝臓，胆囊，膵臓，脾臓，腎臓には腹痛の原因となる粗大病変は認めなかった．また，虫垂腫大も無かった．しかし，腹腔内に少量の腹水貯留を認め，痛みの部位に一致して，小腸の拡張像と壁の浮腫性肥厚像を認めた．検査所見からは，小腸炎あるいは腸閉塞などが疑われたが，担当医は，急性胃腸炎と診断し，補液管理目的で入院とした．

入院後経過

腹痛に対してブスコパン® を使用し，一時的に症状は軽快するが，すぐに痛みが再燃していた．翌日の腹部所見では，上腹部やや左側に圧痛と反跳圧痛を認めた．なお，腸雑音はやや低下していた．腹痛は軽快せず，嘔吐も胃液様から胆汁様に変化してきた．腹部所見も増悪傾向があったため，産婦人科と相談し，患者さんの了解を得たうえで腹部 X 線検査（Box 3）を施行した．

Box 3　腹部 X 線検査所見

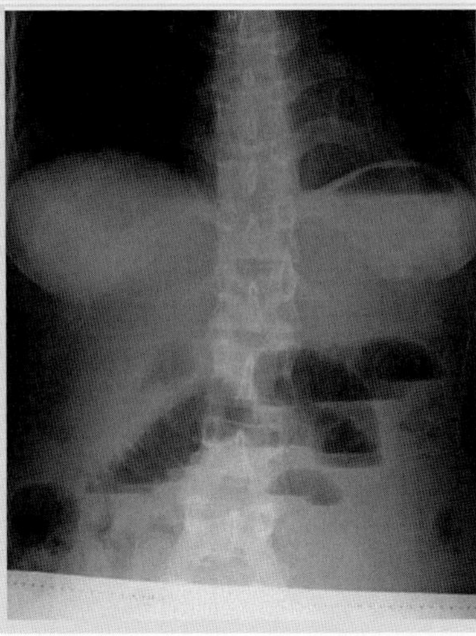

担当医の判断で，下腹部に防護エプロンを装着し立位像を撮影したところ，上腹部に小腸の拡張像と鏡面像を認め，腸閉塞と診断した．

入院時の上腹部痛は間欠的であったが，入院後は持続痛となっていた．また，排ガス・排便も無かった．腸閉塞の手術適応を判断するために，患者さんの承諾の上，腹部単純 CT 検査を行った (Box 4-1-3)．腹腔内には軽度の腹水が貯留し，上腹部の小腸の拡張像と腸間膜の鬱血像，腸管の beak sign を認めた．絞扼性腸閉塞が疑われ，緊急手術となった．

Box 4　腹部単純 CT 検査所見 -1

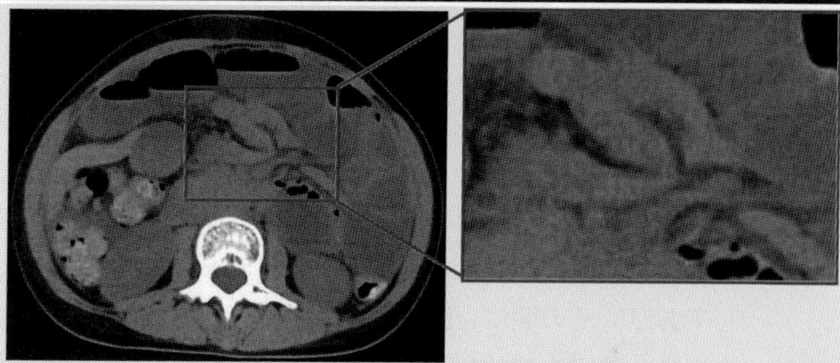

拡張した小腸と鏡面像を認めており，
一部腸管の引き攣れを伴っていた．

Box 4　腹部単純 CT 検査所見 -2

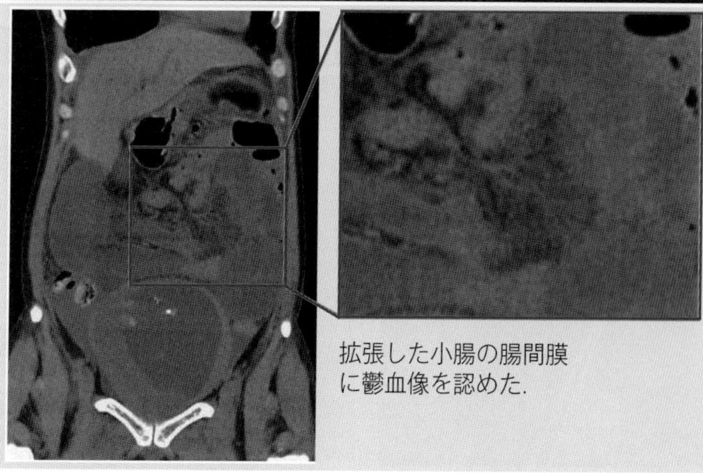

拡張した小腸の腸間膜
に鬱血像を認めた．

Box 4　腹部単純 CT 検査所見 -3

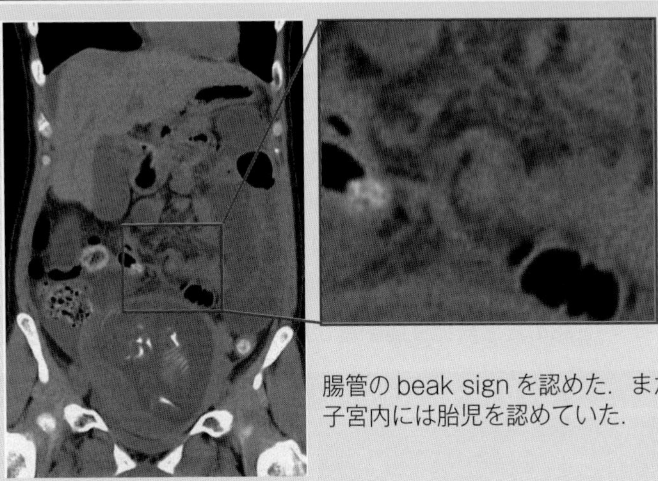

腸管の beak sign を認めた．また，子宮内には胎児を認めていた．

手術所見

開腹したところ，淡血性の腹水を認めた．腹腔内を検索すると，横行結腸の腹膜垂が小腸の腸間膜に癒着して索状物を形成しており，その間に小腸が入り込んで絞扼されていた．索状物を切除し絞扼を解除したところ，漿膜面の発赤は認めていたが，腸管の血流には問題なく，菲薄化も認めなかったため，腸管切除は施行せずに手術を終了した（Box 5)．

Box 5　手術所見

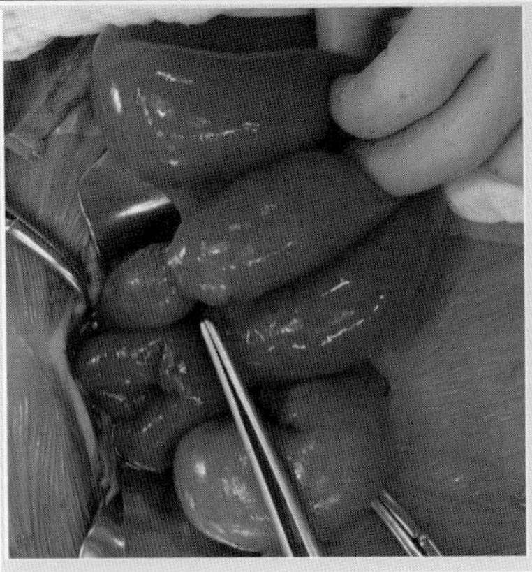
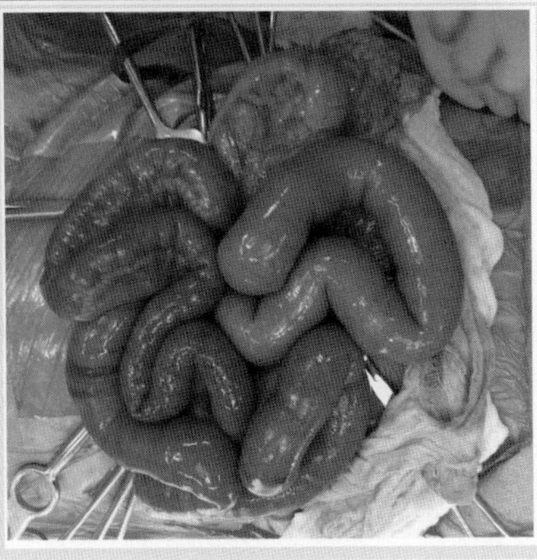

術後経過
術後，腸管麻痺が数日続いたが，徐々に軽快し，術後７日目から食事を開始した．その後は経過良好で退院となった．

診　断：　索状物による絞扼性腸閉塞

Tutorial

（指導医 M）：今回の症例は，17 週の妊婦さんに発症した絞扼性腸閉塞です．妊娠中なので X 線や CT 検査が制限されるため，診断のタイミングが遅れてしまう場合があります．

（総合診療研修医 G）：初診から数えると翌々日に手術を行っています．絞扼性腸閉塞ですが，比較的軽い鬱血のみで腸管切除を免れて本当に良かったです．ただ，腸閉塞と診断されるまでに時間が掛りすぎている印象です．

M：確かにそうですね．妊婦さんでなければ，初診の救急外来の段階で，腹部 X 線検査を施行して，すぐに診断がついていたかもしれませんね．
　それでは，ガイドラインを参考に，経過を見直してみましょう．今回は妊娠 17 週ですが，妊婦さんの急性腹症で鑑別すべき疾患には，どのようなものが挙げられますか？

G：CQ 88 に記載されています．まず，妊娠関連と妊娠非関連（Glossary）の二つに分かれています．妊娠関連としては，内外同時妊娠を含む異所性妊娠，流産，陣痛，常位胎盤早期剥離，子宮破裂などがあります．また妊娠非関連としては，最も多いのが虫垂炎で，2 番目は腸閉塞と胆嚢炎，それから急性膵炎が挙げられています．

M：まずは，初診時の対応を振り返ってみましょう．

G：間欠的な腹痛と嘔吐で来院しています．腹部所見として圧痛はありますが，腹膜刺激徴候はありません．緊急処置を要する所見はありませんが，自発痛が強かったようで，救急外来の担当医は腹部 X 線検査を行うかどうか迷ったようです．

M：妊婦さんですので，できれば放射線被ばくは極力避けたいですね．X 線検査を考慮する前に，まずどのような鑑別疾患を挙げられるか，が重要です．**CQ 88** のように，まず妊娠に関連した疾患とそれ以外の疾患を念頭に置く必要があります．救急外来の担当医は，補液をして経過を診たようですが，この初診の段階で他にすべきことがあったと思われますが，いかがですか？

G：痛みの部位は上腹部なので，妊娠に関連した疾患はやや否定的な印象があります．しかし，妊娠関連疾患は 100％否定できませんので，可能であれば，産婦人科の医師にコンサルトしたほうが良いと思います．それから，X 線検査を考慮する前に，超音波検査を行う必要があったと思います．

M：そうですね．妊娠非関連疾患として虫垂炎，胆嚢炎，腸閉塞，急性膵炎が挙がっていますが，どれも超音波検査で診断が可能です．**CQ 65** を参照してください．超音波検査は今では急性腹症のスクリーニング検査です．とくに，妊婦さんや，若年女性や小児などの放射線被ばくを避けたい患者さんには，first choice の検査と言えます．ただ問題は, 術者の技量に依存していることですね．

G：私もまだまだ技術が未熟です．救急医を目指している身としては，もっと頑張って勉強します．

M：今回は翌日の再診時に，産婦人科の診察と腹部超音波検査を行っています．超音波検査では，虫垂腫大はなく，胆嚢炎も認めていません．しかし，小腸の拡張像と壁の浮腫性肥厚像が確認されました．読影所見としては，小腸炎あるいは腸閉塞が疑われていましたが，外来担当医は，急性胃腸炎と診断し，腸閉塞は否定的と考えたようです．さて，入院後の経過をみてみましょう．

G：腹痛が出現してから入院まで 12 時間以上も経過しています．入院後も，腹痛と嘔吐が持続しており, 嘔吐物が胃液様から胆汁様に変化してきています．

CQ24 に嘔吐物の性状についての記載があります．小腸閉塞では，最初は胃内容物ですが，次第に胆汁が混ざるようになるとされています．腹痛が持続している時間も長いですし, 嘔吐物の性状が変わってきています．それに入院後，排ガスや排便も全くないとのことです．急性胃腸炎とは考えにくいです．やはり腸閉塞の症状と考えられます．

M：そうですね．超音波検査の所見をもう一度振り返ってみましょう．小腸の拡張像と壁の浮腫性肥厚像があり，小腸炎と腸閉塞の鑑別で迷いましたね．でも，よく見ると腹水貯留があります．そうすると急性腸炎より腸閉塞の可能性が高いと考えられませんか？

G：確かに急性胃腸炎で早期に腹水が出現するとは考えにくいです．

M：腸閉塞の可能性が出てきたため，まず，腹部X線検査を施行しています．その後に腹部単純CTを施行し，手術治療に移行しています．ここで，勉強しておかなければいけないことは，妊婦さんに対する被ばくの知識ですね．**CQ 74**をみてみましょう．妊婦，小児などに対する被ばくリスクについて記載されています．

G：『産婦人科診療ガイドライン産科編2014』では，受精後11日～妊娠10週の器官形成期では50 mGy未満の被ばくは胎児奇形の発生率を増加させない．また，妊娠10週以降では，100 mGy未満では影響しないとされています．

M：腹部X線検査や腹部単純CT検査の胎児被ばく線量はどれくらいですか？

G：腹部単純撮影では，平均被ばく線量1.4 mGyで最大被ばく線量は4.2 mGyとされています．また，腹部CTの平均被ばく線量は8.0 mGy，最大被ばく線量は49 mGyとなっています．

M：今回の患者さんは，妊娠17週ですから，平均被ばく線量で計算すると，両方の検査で9.4 mGyとなります．実際には腹部X線検査の際に，下腹部を遮蔽(防護エプロン)して撮影しているので，もう少し少ないですね．

G：**CQ 74**には，「よって妊娠中であっても，代替検査，利益と危険性を十分考慮した上で，CTなど被ばくを伴う検査を行うことは許容されると思われる」と記載されています．

M：そうですね．まずは母体の生命が優先です．診断や治療の遅れは，胎児の予後に影響します．診断のタイミングを遅らせないために，「妊婦さんには被ばくを伴う検査はやってはいけない」という漠然とした知識ではなく，胎児被ばく線量に関する正確な知識のもとに検査の必要性を判断する必要があります．また，患者さんやご家族の不安を払拭するためにも，正確な知識で説明と同意を得る必要がありますね．

ところで妊婦さんに対するMRI検査についての記載がありますか？

G：**CQ 75**と『画像診断ガイドライン2016年版』の**CQ 128**が参考になります．**CQ 75**では「いずれの時期においてもMRIを否定する根拠はないが，妊娠初期においては安全性が完全に確立されておらず，まずは超音波検査を行う」「それでも確定診断が得られない場合は単純MRIを考慮しても良い」，**CQ 128**では「単純MRIでも診断が困難あるいはMRIが施行できない場合には，CTを施行することを考慮しても良い」「必要があれば造影を行っても良い」とされています．

M：そうですね．妊婦さんの急性腹症には，超音波検査がfirst choiceですが，その次の検査としてMRIとCTのどちらを選択すべきか，については，臨床現場での判断に委ねられているのが現状です．

High-value Care & Low-value Care

高価値な医療：

・妊娠中の診断用放射線被ばく線量に関する正確な知識のもとに，検査の必要性を的確に判断し，早期診断に結び付ける．

低価値な医療：

・「妊婦には放射線検査は避けるべき」と言う漠然とした知識の下に，腹部CT検査を躊躇し，診断・治療のタイミングを遅らせてしまう．

Glossary：妊娠非関連性急性腹症

妊婦に発症する腹痛であるが，異所性妊娠や流産，常位胎盤早期剥離などの妊娠に関連した疾患以外を妊娠非関連性急性腹症という．虫垂炎，胆嚢炎，腸閉塞，急性膵炎，尿路結石，卵巣茎捻転などが多い．

Short Lecture: 妊婦と腸閉塞

妊娠中の妊娠非関連急性腹症の頻度は，500 ～ 635 妊娠に 1 例とされており，最も頻度が高いのは虫垂炎である．次いで多いのが，胆嚢炎と腸閉塞であるが，腸閉塞は 1,500 ～ 16,000 妊娠に 1 例と報告されている．妊娠中は，増大した子宮が骨盤を超えて腹腔内を占拠するため，非妊娠時よりも腸閉塞のリスクが高くなる．多くの場合は，虫垂炎などの既往手術による腹腔内の癒着が原因となるため，開腹歴のある場合には常に腸閉塞を念頭に置く必要がある．次に多いのが，軸捻転症と腸重積である．とくに盲腸の軸捻転症は，盲腸の固定不全がある場合に増大する子宮が作用力となり捻転を引き起こすため，妊娠週数に伴い頻度が増加すると言われている．腸閉塞の症状は，腹痛，嘔気・嘔吐，腹部膨満であるが，妊娠そのものに伴う生理的な症状と一致するため，鑑別が困難な場合も多いという指摘もある．また，胎児への放射線被ばくを考慮するあまり，通常より画像検査のタイミングが遅れてしまう場合があり，母体や胎児の死亡率が高くなることも妊婦の腸閉塞の特徴である．

Recommendations

妊婦の急性腹症では，鑑別疾患として妊娠関連と妊娠非関連疾患の二つを念頭に置く．妊娠非関連疾患としては，虫垂炎，胆嚢炎，腸閉塞，急性膵炎が多い．産婦人科医へのコンサルトと同時に，腹部超音波検査が first choice である．診断用放射線の胎児被ばく線量を考慮した上で，必要性があれば，腹部 CT などの検査を躊躇せず施行し，診断・治療のタイミングを逸しないようにする．

学習のキーポイント

□ **妊婦の急性腹症の鑑別疾患を知る．**
- ■ 妊娠関連と妊娠非関連疾患
- ■ 妊娠非関連疾患：虫垂炎・胆嚢炎・腸閉塞・急性膵炎

□ **妊婦に対する診断用放射線被ばくの危険性に関する正確な知識を知る．**
- ■ 診断用放射線の胎児被ばく線量
- ■ 検査の必要性の的確な判断

References

1） Augustin G, Majerovic M: Non-obstetrical acute abdomen during pregnancy. Eur J Obstet Gynecol Reprod Biol. 2007 : 131 : 4-12.

2） Sharp HT: The acute abdomen during pregnancy. Clin Obstet Gynecol. 2002 : 45 (2) : 405-413.

3） 佐藤靖郎，小西敏郎：【妊娠中に行う手術の適応と問題点】妊婦のイレウス．産科と婦人科．2004；71（7）：909-914.

4） 香川哲也，香川幸子：妊娠中に発症した絞扼性イレウスの2例―本邦報告58例の検討―．日腹部救急医会誌 . 2014；34（1）：147-151.

5） 大塚恭寛：開腹歴のない妊婦に発症した絞扼性腸閉塞（横行結腸間膜裂孔ヘルニア）の1例．日腹部救急医会誌 . 2016；36（4）：773-776.

Highlight

How should you deal with pregnant women who have acute abdomen?

Patient：36 year-old woman
Chief complaint：upper abdominal pain
History of present illness：She experienced upper abdominal pain after dinner. The pain was intermittent with waves. While vomiting twice, she didn't have diarrhea. Although she stayed at home, her abdominal pain didn't improve, so she visited the outpatient clinic of the author's hospital at night. She was under medical treatment at a local obstetrics clinic in 17 weeks gestation.
Medical history：There weren't any abnormalities.
Physical findings：blood pressure 110/70 mmHg, pulse rate 72 /minute・regular, temperature 36.9 ℃. Her consciousness was lucid. There wasn't anemia in her palpebral conjunctiva or conjunctival icterus. Her cardiac sound was normal, and respiratory sound clear. Her intestinal murmur slightly rose. While having tenderness in upper abdomen, she didn't have peritoneal irritation sign.
When you see a pregnant women with acute abdomen, you should consider two categories of diseases to differentiate them, pregnancy-related diseases and non pregnancy-related ones. The latter often contains appendix, cholecystitis, intestinal obstruction and acute pancreatitis. Abdominal ultrasonography is the first choice, as well as consultation with an obstetrician or gynecologist. Also you should take into account the fetal radiation dose of the diagnostic radiation. If necessary, you must undergo examinations such as abdominal CT without hesitation so as not to miss the right timing for diagnosis and treatment.

（島田 長人）

CASE 9 定期受診の呼吸器内科の患者さん ー肺炎で緊急手術？

Words of Acute Abdomen

専門医であっても常に全身を診ることで診断エラーを回避する.

CHALLENGE CASE

患　者： 80歳代，女性.
主　訴： 呼吸困難

Tutorial

(呼吸器内科研修医 G)： M先生，気管支拡張症でかかりつけの患者さんが定期受診で来院されましたが，いつもと違って，呼吸困難の症状があるようです.

(呼吸器内科指導医 M)： わかりました．私は今，他の患者さんの診察中なので，研修医の先生，まずは患者さんの問診と身体診察をお願いしますね.

・・・

G： 研修医のGです．よろしくお願いします．今日はいつもより呼吸が苦しそうですね．少し話を聞かせてもらえますか？もし話すのも苦しいようなら無理しなくていいですよ．その前に，血圧や脈拍それから血液中の酸素の量などをチェックしますね.

体温38.0℃．血圧92/64 mmHg．脈拍124回/分・整．呼吸数20回/分．SpO_2 90％（room air）.

G： 血液中の酸素濃度が低いので，酸素を少し流しますね．それから血圧がいつもより低めなので，点滴も始めましょう．よろしいですか？

（かかりつけ患者 P）：ありがとうございます．お願いします．

G：もし，会話ができそうでしたら，少し話を聞かせてもらえますか？いつ頃から呼吸が苦しくなってきたのですか？

P：実は，1週間前に主人がインフルエンザに罹りました．その後から，私も体調を崩してしまいました．いつもより痰が増えて，息が苦しくなってきました．今では，少し体を動かすのも苦しくて辛いです．

G：ご主人がインフルエンザ！それは大変でしたね．その後の経過はどうなりました？それからPさんは，近くのお医者さんに診てもらったりしなかったのですか？

P：主人は，近医でもらった薬で熱が下がっていて，もう大丈夫そうです．私は，この病院がかかりつけなので，近くの先生には診てもらっていません．今日が診察の予約日なので，いつものM先生に診てもらおうと思って，今日まで家で我慢していました．

G：なるほど．M先生は患者さんに優しくてよく診てくれるから，外来がいつも混んでいます．後でM先生が来ると思いますが，その前に，もう少し話を聞かせてください．

呼吸が苦しいようですが，食事はとれていましたか？

P：食欲もなくて，ここ数日あまり食べていません．

G：お水やお茶などの水分は，飲めますか？

P：昨日から，ほとんど飲んでいません．

G：それは，辛かったですね．

ところで，今までに何か大きな病気や怪我をされたことはありますか？

P：若いころに肺結核を患いました．それと気管支喘息もあります．今は，気管支拡張症と言われて，もう何十年もこの病院に通っています．あ，それから昔，卵巣嚢腫で手術を受けたことがあります．

G：以前から肺の病気が多かったのですね．ところで，薬や食物などのアレルギーはありませんか？

P：食べ物のアレルギーはありません．薬も今まで色々飲みましたが，大丈夫と思います．

G：わかりました．それでは，少し診察させてもらって良いですか？

P：お願いします．

身体所見：身長157 cm．体重50.4 kg．眼瞼結膜に貧血はなく，眼球結膜に黄染はない．咽頭発赤なし．頸部のリンパ節腫脹はない．胸部は心音純・呼吸音は両側肺野にcoarse clackles聴取．

G：M先生，先程の患者さんですが，1週間前から喀痰の増加と呼吸困難感が生じていたようです．現在，血圧の低下とSpO_2の低下を認めており，まずは細胞外液の輸液と酸素の投与を行っています．

M：なるほど輸液で血圧は安定していますか？SpO_2はどうですか？

G：はい，血圧は102/56 mmHgまで上昇しています．SpO_2も94％前後です．

M：わかりました．ひとまずはこの対応でいいですね．すぐに原因検索をしましょう．問診と身体診察から，どんな疾患や病態が考えられますか？

G：基礎疾患に気管支拡張症がありますが，発熱があるので，感染症を併発していると思います．ご主人が1週間前にインフルエンザに罹患しているので，まずはインフルエンザが心配です．それに両側肺野にcoarse clacklesが聴取されますので，少なくとも，何らかの肺炎を合併しているものと思います．

M：そうですね．まずは，どんな検査を行いますか？

G：インフルエンザのチェックと血液・尿検査，血液ガス，それから胸部X線検査と胸部CT検査をやりたいと思います．

M：わかりました．

・・・・・・・・・・・・・・・・・・・・・・・・・・・・・・・・・・・・・・・

M：検査結果はいかがでしたか？

G：インフルエンザはA・Bともに陰性でした．症状出現から12時間以上経過しているので，ほぼ陰性で間違いないと思います．

M：そうですね．血液検査（**Box 1**）の結果はどうでしたか？

G：白血球数が13,200 /μLと増多し，CRPは14.4 mg/dLと上昇していますので，感染症が考えられます．また，BUN 35，Cr 1.42と上昇し，Ht 49.2 %と上昇しているので，著明な脱水をきたしていると思います．

Box 1　血液検査所見

【血液】		【生化学】			
WBC	13,200 /μL	CRP	14.4 mg/dL	BUN	35 mg/dL
RBC	5.25 × 10^6/μL	AST	29 U/L	Cr	1.42 mg/dL
Hb	15.9 g/dL	ALT	20 U/L	TP	6.6 g/dL
Ht	49.2 %	LDH	391 U/L	Alb	2.8 g/dL
PLT	23.9万 /μL	T-Bil	1.4 mg/dL	Na	144 mEq/dL
		γ-GTP	13 U/L	K	3.5 mEq/dL
		ALP	181 mg/dL	Cl	95 mEq/dL

M：なるほど．画像検査はどうですか？

G：胸部 X 線（**Box 2**）では，左右上肺野，左下肺野に透過性低下の所見を認めます．それから，胸部 CT（**Box 3**）では，肺炎を疑う浸潤影と気管支拡張所見を認めます．

M：なるほど，ではどんな疾患を考えますか．

G：気管拡張部位に一致して浸潤影所見を認めるので，肺炎を考えます．

M：そうですね．では，尿中抗原検査を行いましょう．

肺炎球菌尿中抗原（＋）　レジオネラ尿中抗原（－）

G：先生，肺炎球菌尿中抗原が陽性でした．やはり細菌性肺炎を第一に考えて治療を開始する必要があると思います．

Box 2　胸部 X 線検査所見（A － P 臥位）

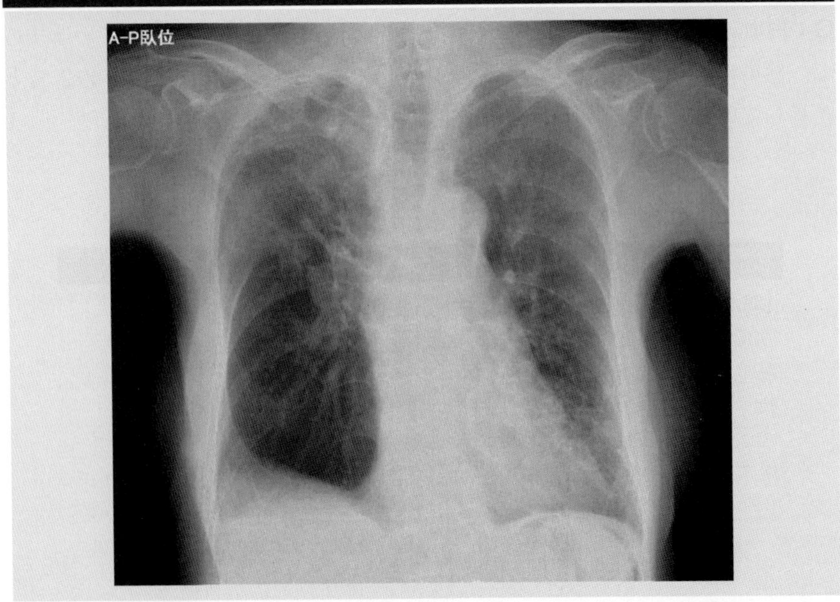

Box 3　胸部 CT 検査所見

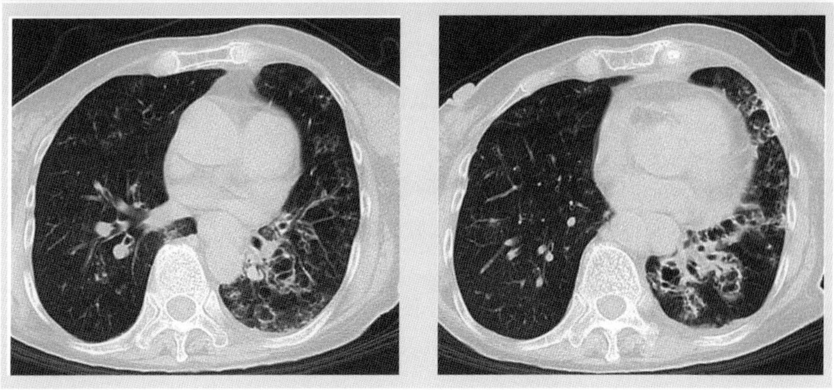

M：はい．ではどんな治療を行いますか．

G：炎症反応の著明な上昇と脱水を認めているので，入院で血液培養と痰培養を採取し抗菌薬治療と輸液を行います．

M：そうですね．診断と治療方針は正しいと思いますよ．では入院で治療を開始しましょう．

・・・

入院当日 16 時：症例検討会

G：本日の午前中に緊急入院となった 80 歳代，女性の患者 P さんです．当科に気管支拡張症でかかりつけの方で，本日呼吸困難を主訴に受診しました．今日は定期受診だったのですが，1 週間前にご主人がインフルエンザに罹患され，その頃からご自分も調子が悪くなったそうです．血液検査で炎症反応の上昇を認め，胸部 X 線検査と胸部 CT 検査で肺炎が疑われ入院となりました．なお，肺炎球菌尿中抗原が陽性でした．

(呼吸器内科講師 N)：まずは胸部 X 線画像を見せてください

G：わかりました．画像を提示します．左右上肺野，左下肺野に透過性低下の所見を認めます．

N：なるほど．それでは胸部 CT の所見はどうですか？

G：肺野条件で，胸部 X 線画像の指摘部位に一致して，肺炎を疑う浸潤影を認めます．縦隔条件では明らかな胸水貯留は認めません．

N：肺炎で問題なさそうですね…あれ？ちょっと待って！
胸部 CT の一番下のスライスをもう一度見せてもらえますか（**Box 4**）？

G：CT の最後のスライスですか？ここは，肝臓が写っていますが…

N：いや，肝臓ではなく，その前面で横隔膜下付近の…その黒い陰影は，腹腔内の free air（**Glossary**）じゃないの？

M & G：え！ free air?

Box 4　胸部 CT 検査所見（最尾側のスライス）

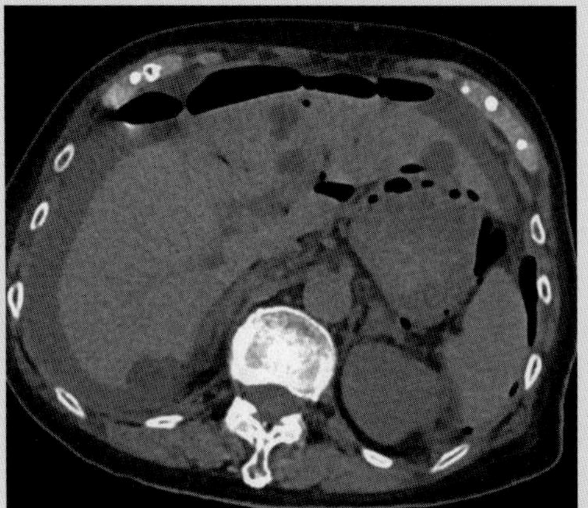

M：私にも，もう一度よく見せてください…確かに，free air ですね！それに腹水も貯まっています！
いや～すみません．外来では，肺野しか確認していませんでした．

N：もう一度胸部 X 線画像（**Box 2**）を見せてもらえますか？

G：わかりました．

N：なるほど，この写真は立位ではなく臥位の写真なので，free air が不明瞭だったのですね．腹部の診察では異常所見はありませんでしたか？

G：すみません．呼吸困難が主訴だったので腹部診察はしていません．

N：それはまずいね．研修医の先生，M 先生と一緒に，すぐに患者さんの診察に行ってください．

G：わかりました．すぐに行ってきます．

病棟で腹部診察

G：下腹部に腹部の膨隆を軽度認めます．明らかな筋性防御や筋強直はありませんが，上腹部中心に著明な圧痛と反跳痛があります．

M：打診で肺肝境界はわかりますか？

G：よくわかりません．肝濁音界が消失しているようです．

M：わかりました．すぐに腹部 CT を撮りましょう．

. . . .

M：腹腔内に free air と腹水貯留を認めます．それから，十二指腸の前壁側に壁の断裂を思わせる部位があります（**Box 5**）．もしそこが穿孔部だとすると十二指腸潰瘍穿孔の可能性が高いですね．

G：確かにそうですね．すぐに外科の先生に連絡します！

手術所見

腹腔内には，大量の緑色の腹水貯留があり，十二指腸球部前壁に約 1.5cm の穿孔部位を認めた．その他の小腸・大腸には異常所見は認めなかった．十二指腸の穿孔部に大網を充填し，腹腔内の洗浄・ドレナージを行った．

最終診断

十二指腸潰瘍穿孔による汎発性腹膜炎

Box 5　腹部単純 CT 検査所見（矢状断）

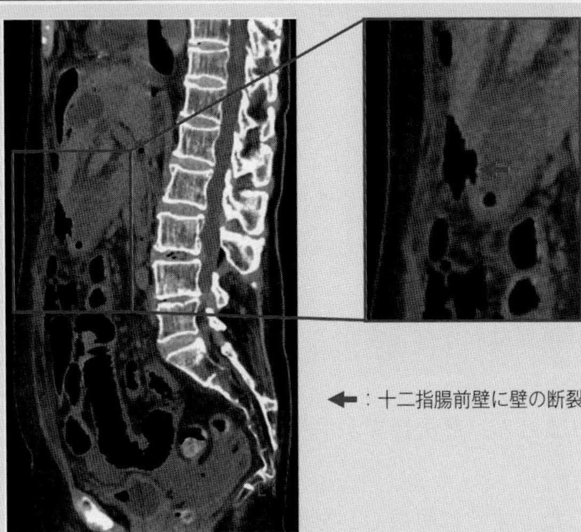

←：十二指腸前壁に壁の断裂像が疑われる．

M＆Gの反省会

M：講師のN先生に，今回の症例について2人で振り返りをして，次回の症例検討会で報告するように言われました．それにしても，まさか消化管穿孔とは…研修医のG先生，今回のPさんの場合に，診断のタイミングを遅らせてしまった原因にどんなことがあると思いますか？

G：はい．Pさんは呼吸器内科のかかりつけの患者さんです．それに主訴が呼吸困難でしたので，外来の看護師さんも私も呼吸器疾患しか頭にありませんでした．

M：外来担当医の私も，同じでしたね．

G：それに検査結果では，肺炎を示唆する所見があったので，他に鑑別すべき疾患を排除してしまったことが問題だったと思います．

M：確かにそうですね．仮にこの患者さんが，呼吸困難を主訴に受診し，かかりつけの呼吸器内科の専門外来ではなく，例えば，別の病院の一般内科や総合診療科を初診として受診したらどうなっていたと思いますか．

G：わかりませんが，初診患者さんであれば，少なくとも腹部を含めた全身の診察を行うと思うので，上腹部の著明な圧痛に気付いたと思います．

M：私もそう思います．呼吸器内科かかりつけであり，主訴が呼吸困難であったため呼吸器の疾患だという先入観で診療を進めました．結果として消化管穿孔の診断のタイミングを遅らせてしまう結果になりました．今回の症例は細分化された臓器別診療における pitfall のひとつかもしれませんね．

G：先生，もう一つ気になる点があります．患者さん側の問題です．いつもと違って体調が良くないにも関わらず，「定期受診日まであと数日」と思いながら自宅で我慢していました．外科の先生に聞きましたが，穿孔してから少し時間がたっている所見だったと話していました．少なくとも，受診の前日には穿孔していたかもしれません．

M：確かにそうですね．とくにご高齢の患者さんには，時々同様のケースがありますね．大学病院などの規模の大きな施設では，曜日によって外来担当医が変わりますので，すぐに担当医の先生に診てもらえるとは限りません．やはり，体調が思わしくないときに，すぐに相談できる近医のクリニックなどの「かかりつけ医」を確保しておく必要がありますね．

M：ところで，CQ 89 に高齢者の急性腹症についての記載があります．高齢者では，身体所見が明らかでないことと，血液検査でも異常を示しづらいとされています．今回の患者さんは，腹痛の症状は無かったのでしょうか？

G：患者さんに再度聞いたのですが，「苦しい」というには，どうも心窩部あたりが苦しかったようです．問診の時に「体を動かすのも苦しくて辛い」とおっしゃっていましが，私はてっきり「呼吸困難で体動が辛い」と思っていました．ところがそうではなく，「腹膜炎で体動が辛い」が事実だったのだと思います．

M：なるほど，問診するわれわれも，「呼吸器疾患」という先入観があるので，患者さんの言葉を解釈するときに，バイアスがかかっていたのかもしれませんね．

G：それに，食欲もなくて数日ほとんど食事をとれていないとも言っていました．もう少し消化器症状にも気を配るべきだったと反省しています．

ところで今回は，十二指腸潰瘍の穿孔ですが，高齢者では多いのでしょうか？

M：はい，高齢者では若年者に比べ，NSAIDs を内服している患者さんが多く，また *Helicobacter pylori* の感染率も高いので，消化性潰瘍の罹患率は高いと言われています．しかし，典型的な心窩部痛を訴える患者さんは若年者より少なく，内視鏡的に診断された消化性潰瘍の約 35％は，痛みを訴えないとされています．

G：この患者さんのように，穿孔した場合でも，やはり症状は出にくいのでしょうか？

M：高齢者の消化性潰瘍の 5 〜 10 ％に穿孔を合併するとも言われています．しかし，ある研究では，穿孔の患者さんの中で，突然発症の腹痛を訴えるのが 47％のみで，腹部診察の筋強直を認めるのが 21％のみだったとも報告されています（**CQ 43**）．確かに，この患者さんも，明らかな筋性防御や筋強直はありませんでした．やはり高齢者の急性腹症の診断は難しいですね．

G：症状や身体診察所見で，情報収集が難しいとなると，診断するにはどうしたらよいのでしょうか？

M：**CQ 89** には，高齢者の急性腹症では，腹部身体所見や血液検査が病状を反映していないことが多く，確定診断に至らないケースが多いので，必要に応じて腹部 CT を行うことが推奨されています．

G：つまり高齢者の場合には，若年者より CT 検査の適応の閾値を低くして対応したほうが安全ということですね．

M：今回は CT 検査で free air を見つけましたが，十二指腸潰瘍穿孔だったので，何とか助かって良かったです．**CQ 11** にあるように，もし下部消化管穿孔であれば，命に係わる事態に陥っていた可能性が高いと思います．ただ，上部消化管穿孔とはいえ，高齢者で，おまけに穿孔してから時間が経過していたようなので，本当に危なかったですね．元気に退院できて，良かったです．

G：今回は，疾患の勉強以外にもいろいろと考えさせられる症例でした．今後，私も臓器別専門医の資格取得を目指すことになりますが，本症例で学んだことを忘れずに，「常に全身を診る」診療を心掛けていきたいと思います．

High-value Care & Low-value Care

高価値な医療：

専門医であっても常に全身を診ることで診断エラーを回避する.

低価値な医療：

専門医であるがゆえに局所診察と先入観で診断エラーを招く.

Glossary：腹腔内遊離ガス（free air）

消化管穿孔の診断には，free air の検出が重要である．その診断には，胸部・腹部立位単純 X 線や立位が困難な場合には左側臥位腹部（デクビタス）の撮影が用いられていたが，検出率は 50 ～ 70 ％とあまり高くない．一方，CT では，X 線写真では検出困難な微量な free air を見つけることが可能である．とくに MDCT では，薄いスライス撮影や再構成が容易となり，穿孔の間接所見である free air のみならず，消化管壁の断裂といった直接所見（穿孔部）の同定も可能となる（**CQ71**）.

Short Lecture：消化性潰瘍穿孔の手術適応

以前は，全例緊急手術の適応であったが，現在では，H_2 受容体拮抗薬やプロトンポンプインヒビター（PPI）の登場，抗菌療法の発達により，保存的治療が選択される場合も少なくない．消化性潰瘍診療ガイドライン 2015（改訂版 2 版）による手術適応については，①発症後経過時間が長い，②腹膜炎が上腹部に限局しない，③腹水が多量である，④胃内容物が大量である，⑤ 70 歳以上の高齢者である，⑥重篤な併存疾患がある，⑦血行動態が安定しない，などの場合は早期手術が推奨されている．また，保存的治療を選択した場合でも，①経時的 CT で free air や腹水の増量を認める，②腹部筋性防御が 24 時間以内に軽快しない，などの時は手術治療への変更を考慮する必要がある，とされている.

Recommendations

臓器別専門医は，その臓器に関連した鑑別疾患を想起しやすいため，ときに診断エラーを招く危険性があることを，常に自覚しておく必要がある．とくに高齢者の場合には，症状や身体所見が病状を反映していないことがあるため，pitfall に陥りやすい.

学習のキーポイント

□ **かかりつけ臓器別専門医の pitfall**

■ 診断エラーにつながるバイアスに注意

■ 常に全身を診ることを忘れない

□ **高齢者の急性腹症診療のポイント**

■ 症状や身体所見が病状を反映していないことがある

■ CT 検査の適応閾値を若年者より低くすること

References

1） Ragsdale L, Southerland L: Acute abdominal pain in the older adult. Emerg Med Clin N Am. 2011 ; 29 (2) : 429-448.

2） Fenyö　G: Acute abdominal disease in the elderly: Experience from two series in Stockholm. Am J Surg. 1982 ; 143 (6) : 751-754.

3） 小林清和：消化管穿孔．臨床放射線 . 2010 ; 55 (6) : 748-758.

4） Oguro S, Funabiki T, Hosoda K, et al: 64-slice multidetector computed tomography evaluation of gastrointestinal tract perforation site: detectability of direct findings in upper and lower GI tract. Eur Radiol. 2010 ; 20 (6) : 1396-1403.

5） 緒方杏一, 佐野彰彦, 酒井　真他：消化管穿孔．消化器外科 . 2020 ; 43（6）: 951-959.

6） 日本消化器病学会（編集）：消化性潰瘍診療ガイドライン 2020（改訂版 3 版）．南江堂，2020.

Highlight

High value care for a patient who visited regularly the outpatient clinic of respiratory medicine of the hospital: Is it right to carry out emergency surgery for pneumonia?

A female patient in her eighties was admitted to the hospital for an emergency in the morning on a certain day. She was a regular visiting patient for the outpatient clinic of respiratory medicine of the hospital and came with chief complaint of difficulty in breathing on that day. It was her regular consultation day. She said her husband had caught the flu a week before and she also hadn't been good since then.
Physical findings：height 157 cm, weight 50.4 kg, temperature 38.0 ℃, blood pressure 92/64 mmHg, pulse rate 124 /minute, regular, respiratory rate 20 / minute. SpO_2 90 %（room air）. There wasn't anemia in her palpebral conjunctiva or conjunctival icterus. She didn't have redness in the pharynx. There weren't lymph node elevations in the neck. Her cardiac sound was normal and the coarse clackles could be heard in her respiratory sound in the both lung field. Blood tests showed the rise of C-reactive protein (CRP) and she was suspected having pneumonia through chest X-ray and chest CT exam, therefore she was hospitalized. In addition, her polymerase chain reaction（PCR）test was positive.
Organ specialists tend to bias their differential diagnosis relating to the specific organ, therefore it is always necessary for them to keep this in mind so as not to risk diagnosis errors. Especially for older patients whose symptoms and physical findings don't show their illness truly, it is easy for physicians to fall into some pitfalls.

（澤野 貴亮）

急性腹症 チャレンジケース

Ⅱ Advanced course

Case10 虫垂切除術後も遷延する発熱 ー本当に虫垂炎？

Words of Acute Abdomen

診断学は奥深し，「木を見て森を診ず」にならないこと．

CHALLENGE CASE

患　者： 50歳代，男性．

主　訴： 発熱・下腹部痛

病　歴： 2週間前から38 ℃台の発熱・咳・食欲不振などの症状が出現した．近医の耳鼻科クリニックや病院の内科を受診し，抗菌薬（クラリシッド®；クラリスロマイシン）・PL顆粒・鎮咳薬・整腸剤の内服処方を受けた．しかし，症状の改善がないため当院の総合診療内科外来を受診した．血液検査と胸部レントゲン検査を施行したところ，肺炎の診断で抗菌薬変更（ジェニナック®；メシル酸ガレノキサシン水和物）となり，同時にNSAIDSも処方されたが，その後も症状は改善しなかった．

2日前から持続的な絞められるような下腹部の鈍痛と悪心・嘔吐と水様便が出現した．腹痛は，しぶり腹様の便意切迫感があり，食事も摂取できなくなってきたため精査加療目的に入院となった．

既往歴： 特になし

職業歴： 鈑金工（管理職）

食物・薬・金属アレルギー（－）

身体所見： 身長175 ㎝，体重78 kg，血圧112/68 mmHg，脈拍91回/分・整，体温37.4 ℃．SpO_2 96％（room air）．意識清明．前額部に少量の発汗あり．眼瞼結膜に貧血はなく，眼球結膜に黄染はない．咽頭発赤はない．頸部・腋窩・鼠径部のリンパ節腫脹はない．胸部は心音純・呼吸音整．腹部は平坦かつ軟，腸雑音やや亢進し，右下腹部に限局した圧痛がある．明らかな反跳痛や筋性防御はない．

Tutorial

(総合診療研修医 G)：先生，発熱と下腹部痛の患者さんがいらっしゃいました．食事が摂取できないので入院となりますが，検査のスケジュールはどうしましょうか．

(指導医 M)：そうですね．検査の前に，まず鑑別疾患としてどんな疾患が考えられるか，検討してみましょう．

G：腹部診察では，右下腹部に圧痛を認めました．**CQ 80** に鑑別疾患が記載されていますが，腸疾患，尿路疾患，婦人科疾患が多いとされています．

M：この患者さんの鑑別疾患を具体的に挙げてみてください．

G：主訴が発熱と腹痛なので，炎症を伴う疾患を考えたいです．男性ですので婦人科疾患は除外して，消化器系では虫垂炎や憩室炎を考えたいです．また下痢症状もあったことから，なんらかの感染性腸炎も鑑別に挙がると思います．次に尿路感染症も鑑別に挙がります．比較的まれですが，腸腰筋膿瘍なども念頭に置かないといけないかもしれません．

M：そうですね，いいと思います．それでは，君が挙げてくれた鑑別疾患を絞り込むための検査計画を立ててください．

G：はい．まずは，血液・尿検査・腹部超音波検査・腹部 CT 検査を行いたいと思います．

M：いいでしょう．結果が出たら，一緒に検討しましょう．

G：お願いします．

M：では血液検査の結果はどうでしたか？ (**Box 1**)

G：白血球数が 16,400 /μL と増加し，CRP も 9.3 mg /dL と上昇していました．

また軽度ながら肝胆道系酵素の上昇も認めました．それからHbA1cがやや高いです．あと気になるのは，血液像で異形リンパ球が6.0％認められています．

M：なるほど．画像検査はどうですか？

G：腹部超音波検査（**Box 2**）では，虫垂横径は17.3 ㎜と著明に腫大していて，壁構造は，根部では確認できましたが，中間から先端部にかけては不明瞭で壁の菲薄化と膿汁貯留を疑いました．しかし，明らかな穿孔や膿瘍形成を疑う所見はありませんでした．また，腹部造影CT検査（**Box 3**）でも，超音波検査と同様に虫垂腫大と盲腸壁の肥厚を認めましたが，明らかな膿瘍形成や腹水貯留は認めませんでした．

M：わかりました．先生はこの患者さんの病態について，どのように考えますか？

Box 1　血液検査所見

【血算】		**【生化学】**	
WBC	16,400 /μL	CRP	9.3 mg/dL
RBC	5.48 × 10^6 /μL	Na	134 mg/d
Hb	16.2 g/dL	K	4.4 mg/d
Ht	46.8 %	Cl	100 mg/d
MCV	85.4 fl	ALB	3.2 g/dL
MCH	29.6 pg	T-Bill	1.0 mg/dL
MCHC	34.6 %	D-Bill	0.2 mg/dL
PLT	22.2 万 /μL	UN	18 mg/dL
【血液像】		Cr	1.06 mg/dL
Baso	0 %	AST	34 U/L
Eosino	1.0 %	ALT	51 U/L
Band	33.0 %	LDH	429 U/L
Seg	34.0 %	ALP	469 U/L
Lympho	25.0 %	γ-GPT	116 U/L
Aty-Ly	6.0 %	AMY	34 U/L
Mono	1.0 %	CK	41 U/L
TOTAL	100 %	HbA1c(NGSP)	6.9 %

Box 2　腹部超音波検査所見

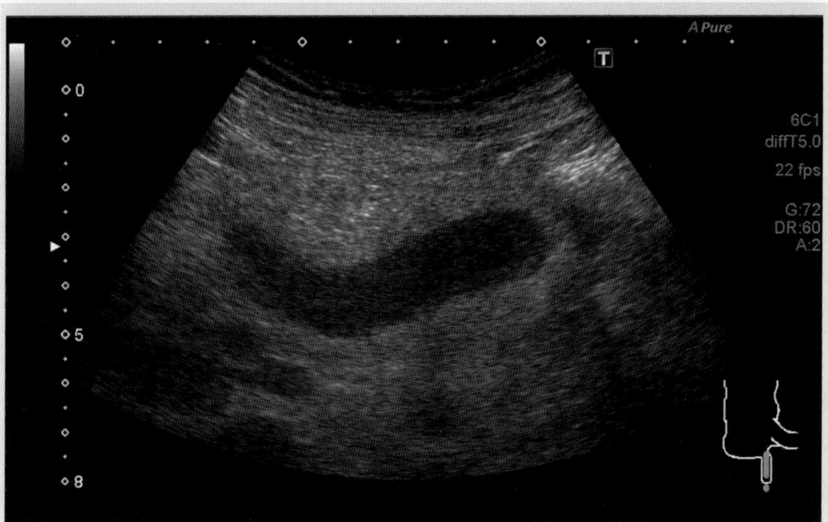

虫垂横径 17.3mm に腫大，壁構造は根部では認めるも中間～先端にかけては不明瞭

Box 3　腹部造影 CT 検査所見

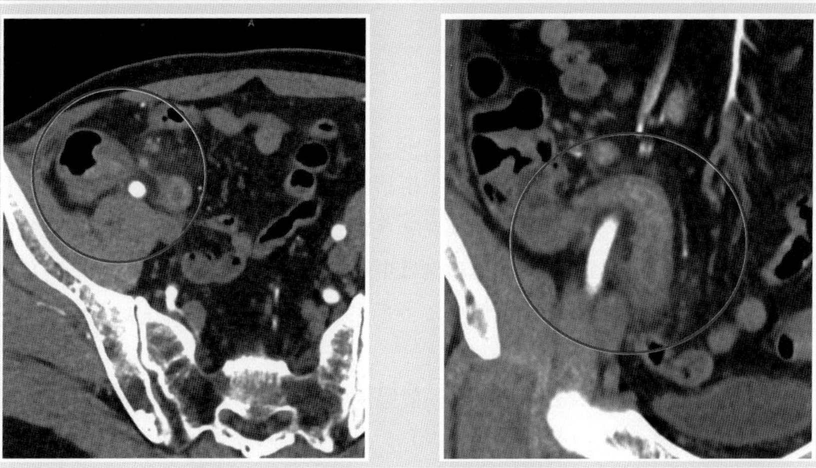

盲腸壁肥厚および虫垂腫大所見，虫垂周囲脂肪織濃度上昇所見

G：はい，画像所見では虫垂腫大を認めていて虫垂炎として矛盾しませんが，問診を聞くと経過としては非典型的かと思います．

M：どういった点でそう思われますか？

G：虫垂炎で多い初発症状は心窩部痛や臍周囲痛で，その後 嘔気嘔吐などの症状が出現し，少ししてから右下腹部へ痛みが移動してきます．もちろん典型的でない経過をたどる患者さんもたくさんいらっしゃいますが，下痢症状やしぶり腹などがあること，それから先行した感冒用症状なども腑に落ちません．

M：確かにそうですね．血液検査で何か虫垂炎と矛盾する点はありますか？

G：血液検査で異形リンパ球や肝胆道系酵素上昇などが認められています．虫垂炎との関係はわかりませんが，サイトメガロウイルスやEB（Epstein-Barr）ウイルス抗体価の検査も追加したいと思います．

M：症状や経過が典型的でない虫垂炎であったとしても，腑に落ちない部分が多いですね．

G：はい．

M：虫垂炎の初療は，保存的治療か手術治療かの選択になると思いますが，現時点では虫垂穿孔による汎発性腹膜炎をきたしていないので緊急手術の絶対的適応はないようですね．また，本症例は虫垂炎以外の病態も隠れている可能性も否定できないので，まずは抗菌薬による保存的治療が良いと思います．

G：それでは，まずエンピリックに一般腸内常在菌をカバーするという意味でピシリバクタ®（アンピシリンナトリウム・スルバクタムナトリウム配合）6g/ 日で治療を開始したいと思います．

M：わかりました，それでは抗菌薬治療で経過を診てみましょう．

・・・・・・・・・・・・・・・・・・・・・・・・・・・・・・・・・・・・・

翌日

G：先生，腹部所見は少し良くなったようですが，38 ℃台の発熱は持続していて，白血球数は 17,300 /μL，炎症反応も 10.8 mg /dL と漸増しています．

M：そうですか．では手術治療介入が必要かどうかを外科の先生にも聞いてみる必要がありますね．

G：わかりました，外科の先生方にご意見を伺ってみます．

・・・・・・・・・・・・・・・・・・・・・・・・・・・・・・・・・・

M：外科の先生の意見は，どうでしたか？

G：確かに画像検査で虫垂腫大があり，虫垂炎に矛盾しませんが，発熱や感冒様症状が初発症状であることや，異型リンパ球の出現など，典型的な急性虫垂炎とは考えにくい経過があります．また明らかな腹膜刺激徴候が無いので，抗菌薬の変更も考慮して保存的治療をもう少し継続しては，との意見でした．

M：なるほど．**CQ 48** にもあるように，画像所見や血液検査結果だけみると虫垂炎でもよさそうですが，「急性腹症は，病歴や身体所見が診断に必須であり，総合的に判断する」と記載されています．虫垂が腫大している原因に別の病態が隠れているかもしれないので，もう少し保存的治療を継続し経過を診ましょうか．

G：わかりました，それでしたら緑膿菌や嫌気性菌も考慮して抗菌薬をメロペン®（メロペネム水和物）3 g/ 日に変更して経過を診ます．

・・・・・・・・・・・・・・・・・・・・・・・・・・・・・・・・・・

入院 4 病日

M：虫垂炎の患者さんの具合はどうですか？

G：腹痛や腹部所見は軽快して，血液検査でも WBC 8,900 /μL，CRP5.0 mg / dL と改善傾向となりました．しかし，入院時から 38℃台の発熱がずっと持続しています．

M：そうですか．再検した CT 検査でも虫垂壁の肥厚所見は改善していますが，虫垂径はあまり変わっていませんね．発熱が持続していますので，もう一度，外科の先生に手術を相談してみましょう．

(外科医 S)：わかりました．確かに現状では虫垂炎としては非典型的な経過ですが，虫垂腫大が認められていて，熱源として虫垂炎の可能性は否定できませんね．診断的治療も考慮して手術を行いましょう．しかし，虫垂切除しても解熱しない可能性があることを，ご本人とご家族にお話ししておいた方が良いですね．それでは，今日の午後，緊急で虫垂切除術を予定します．

M：ありがとうございます．よろしくお願いします．これで良くなってくれればいいのですが．それから摘出した検体からも何か情報が得られるといいですね．

. . . .

虫垂切除術後

G:S 先生，手術お疲れさまでした．何か変わった所見はありませんでしたか？

S：はい，開腹所見ですが腹腔内には若干の腹水はありましたが，術前画像所見通り膿瘍形成はありませんでした．虫垂根部は炎症でやや脆弱でしたが，型通りに二重結紮し虫垂切除し，切除断端は埋没して虫垂間膜で被覆しました．

M：なるほど，他に気になった所見はありませんでしたか？

S：うーん，回盲部周囲や腸間膜にも明らかな異常は認められなかったです．ただ，切除検体（**Box 4**）をみると，肉眼的には蜂窩織炎性で穿孔所見はなかったのですが，一般的な虫垂炎ではあまり見かけない粘膜面の白苔付着を認め，粘膜面全体が蕩けているような印象があります．

M：わかりました．病理が気になりますね．とりあえず術後経過を診ながら，検査結果を待ちましょう．

Box 4　切除虫垂検体

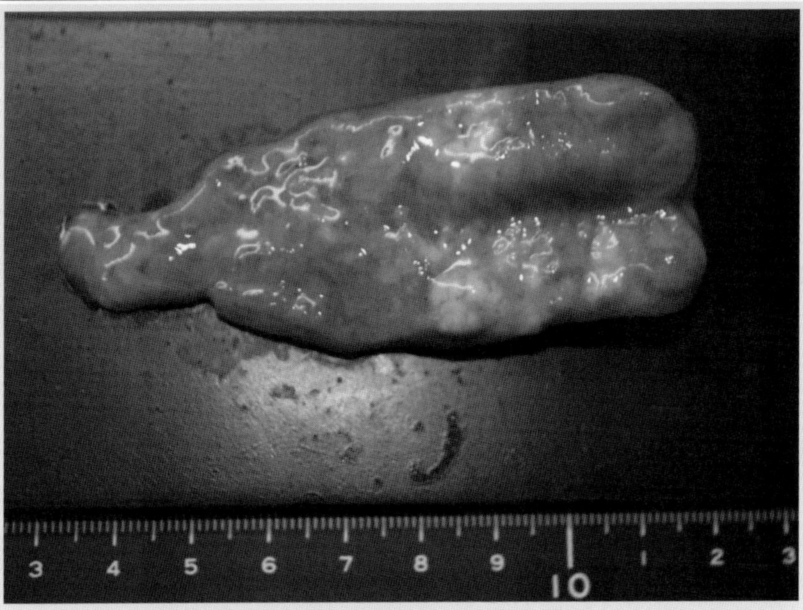

粘膜面の白苔付着を認め，粘膜面全体が蕩けているような印象

入院 10 病日（術後 6 日目）

G：虫垂切除をしてもらった患者さんですが，術前に外科の先生がおっしゃっていた通り，術後 5 病日まで 38 ～ 39 ℃台の発熱が遷延して，虫垂炎術後としても非典型的な経過でした．術後 6 病日には白血球数が再上昇し，異形リンパ球も 50 %弱まで増加しました．

M：病理結果はどうでしたか？

G：実は，先程，病理部から中間報告の形で連絡がありました．免疫染色標本で粘膜～固有筋層に及ぶ組織欠損と赤痢アメーバ虫体の集簇所見が認められて，PAS 染色で赤血球を貪食している栄養型赤痢アメーバ虫体が認められました．

M：え！赤痢アメーバですか？

G：はい，私も驚きました．

M：なるほど，そうすると抗菌薬治療が奏功しなかったことや虫垂切除後もなかなか熱が下がらないことも説明できますね．そういえば，ちょうど，今日は症例検討会の日ですね．

G：はい，その際に他の先生方の意見も聞いてみようと思います．

. . . .

G：症例検討会では，切除虫垂検体からアメーバ虫体が認められた結果を踏まえて，あらためて皆で術前の CT 画像を見直しました．そうすると，直腸壁の肥厚所見も認められました（**Box 5**）．まずは，大腸内視鏡検査で直腸粘膜面の観察と生検を行った上で抗アメーバ薬開始の方針となりました．

M：わかりました，それでは至急大腸内視鏡検査を行いましょう．

Box 5　腹部造影 CT 検査所見

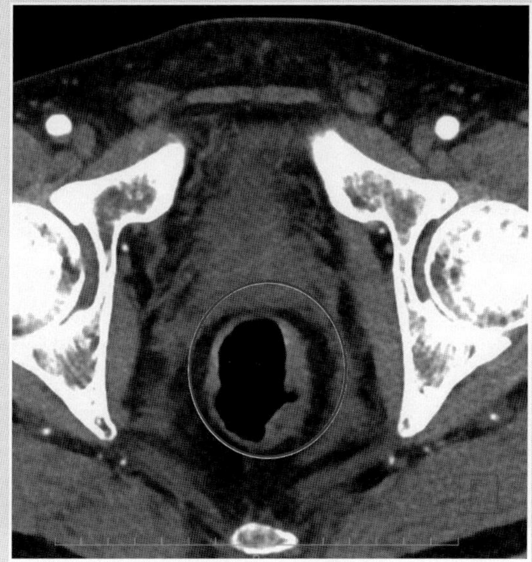

直腸壁の肥厚

M：大腸内視鏡検査の結果はどうでしたか？

G：S 状結腸までの内視鏡検査（**Box 6**）で，下部直腸にアフタ性病変が散在する所見を認めました．そのときに糞便採取と生検を行って検査したところ，アメーバ虫体が確認されました．

M：やはりそうですか．最終診断としては，赤痢アメーバ性大腸炎が主病態で，二次性に虫垂炎を合併したということだったのですね．

G：はい，そうだと思います．早速，今日からフラジール®（メトロニダゾール）の投与を開始します．

Box 6　大腸内視鏡検査所見

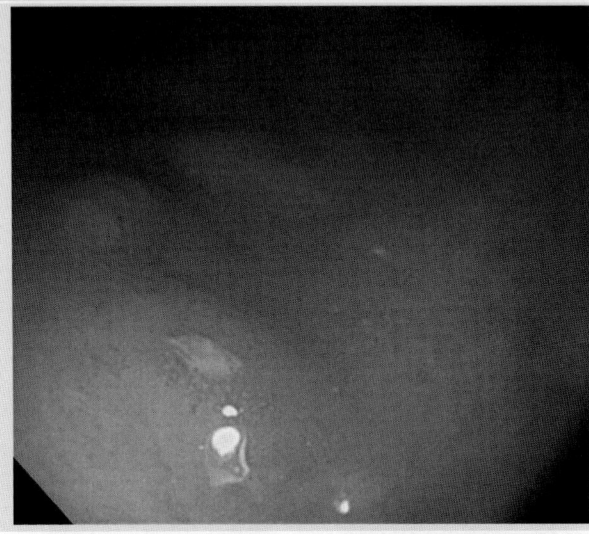

下部直腸にアフタ性病変が散在

M：その後，あの患者さんの発熱はどうですか？

G：抗アメーバ薬が効果的だったのか，速やかに解熱され，血液検査の炎症所見も改善して術後 11 病日に退院されました.

M：それは良かったですね．ところで，この患者さんの社会的背景やアメーバ感染リスクを想起するような情報はありましたか？

G：特に既往歴には何もない方でしたが，管理職で多忙のために健診などは未受診の状態でした．また，病理の報告を受けた後に追加で問診を聴取しましたら，性風俗の女性 2 名と，それぞれ 2 か月前と 1 か月前に性交渉があるとのことでした.

M：なるほど，CSW（commercial sex worker; 性風俗産業従事者）との性交歴がある中年男性に発症した赤痢アメーバ大腸炎に，虫垂炎を合併した病態だった訳ですね．ところで，退院後の赤痢アメーバ感染症再発予防に後療法は行いましたか？

G：退院後に，外来でアメパロモ®（パロモマイシン硫酸塩）による嚢子型に対しての追加治療や赤痢アメーバ感染経路としての糞口感染リスクの指導を行う予定です．

M：お疲れさまでした．そういえば，サイトメガロウイルスやEBウイルス抗体価の検査の結果は，どうでしたか？

G：EB抗VCAIgM（FA）は10未満でしたが，サイトメガロIgM（EIA）は5.03と上昇していました．それから，病理の先生から連絡があり，免疫染色で血管内皮細胞にCMV陽性細胞が認められたとの報告をいただきました．

M：それで，異形リンパ球が上昇していた理由が納得できますね．

High-value Care & Low-value Care

高価値な医療

・非典型例では，異なる病態が隠れている可能性を常に念頭に置き，診療を進める．

低価値な医療

・裏に隠された真の病態に気付かずに治療を継続することで，pitfallに陥ってしまう．

Glossary：アメーバ性虫垂炎

赤痢アメーバが急性虫垂炎を呈することはあまり知られていない．さらに症状や所見からアメーバ性虫垂炎を疑うことは一般的に難しく，術前診断は困難とされている．手術適応などの基本的な治療方針は一般的な急性虫垂炎と同様であるが，虫垂切除後の虫垂根部縫合部位に残存する赤痢アメーバが術後腸管穿孔や遺残膿瘍などの合併症を惹起する可能性が高いため，抗菌薬として一般抗菌薬の他に，メトロニダゾールを併用することが必要である．

Short Lecture：赤痢アメーバ症

赤痢アメーバ症は，腸管寄生性原虫であるEntamoeba histolyticaの感染により発症する感染症である.

感染経路としては，感染者の糞便に排泄されるシスト（嚢子）の経口感染により，汚染された水や飲食物を介した感染や，性的接触（口腔・肛門性交）で感染を起こす．発展途上国を中心に世界中で流行しており，日本では流行地域への渡航・滞在による感染，男性同性愛者間，知的障害者施設入所者での感染が多い．男女比は約9割が男性である.

主要症状はイチゴゼリー状の粘血便，下痢，テネスムス，排便時の下腹部痛，体重減少などである．病変の主座は，盲腸～上行結腸とS状結腸～直腸にかけての大腸で，時に肉芽腫様病変（ameboma）形成や，潰瘍部の壊死性穿孔をきたす.

糞便検査で原虫（嚢子もしくは栄養体）が検出されれば確定診断となるが，保温しながらの検体処理と速やかに検鏡することが重要である．内視鏡検査では，多発潰瘍性病変を認め，潰瘍底にクリーム状の白苔を付着した赤痢アメーバ潰瘍が大腸粘膜面に散在する.

Recommendations

急性虫垂炎は，急性腹症の中で最も多いcommon diseaseである．しかし，ときに，アメーバ性虫垂炎のようにまれな虫垂炎に遭遇することがある．非典型的な臨床経過の患者さんでは，常にpitfallの存在を念頭に置いて，慎重な対応を心掛けることが必要である.

学習のキーポイント

□ **たかがアッペ，されどアッペ**

- ■ 非典型例の裏にはpitfall ?
- ■「木を見て森を診ず」にならないこと

□ **アメーバ性大腸炎の画像診断**

- ■ 病変の局在：盲腸～上行結腸とS状結腸～直腸
- ■ 疑われたら糞便検査・生検による原虫の確認

References

1）松平　慶：症状からアプローチする　インバウンド感染症への対応～東京2020大会に向けて～感染症クイック・リファレンス　取り上げた感染症（各論）赤痢アメーバ症．日本感染症学会．2019-07-23．http://www.kansensho.or.jp/ref/d32.html，（参照2020-06-27）

2）国立感染症研究所：アメーバ赤痢　2007年第1週～2016年第43週．IASR．2016-07-25.https://www.niid.go.jp/niid/ja/entamoeba-histolytica-m/entamoeba-histolytica-iasrtpc/6941-442t.html，（参照2020-06-27）

3）性感染症 診断・治療ガイドライン2016．日本性感染症学会誌．2016；27(1)

4）竹ノ谷 隆，平田 泰，小林 隆，他：急性虫垂炎の術後に腹壁壊死と腸管穿孔をきたした赤痢アメーバ感染の1例．日本臨床外科学会雑誌．2015；76 (4)：797-802.

5）Otan E, Akbulut S, Kayaalp C: Amebic acute appendicitis: systematic review of 174 cases. World J Surg. 2013 ; 37 (9) : 2061-2073.

Highlight

High-value care for a patient with prolonged fever even after appendectomy: Is it really appendicitis?

Patient: a man in his fifties.

Chief complaint: fever, lower abdominal pain.

Present medical history: The patient experienced such symptoms as fever, cough and appetite loss from two weeks before. He visited an otolaryngologist clinic and an outpatient clinic of internal medicine of a hospital where he was prescribed an antimicrobial agent (Clarithromycin), PL Granule, Antitussive and Intestinal medicine. However his symptoms didn't improve, thus he visited an outpatient clinic of the general internal medicine of the author's hospital. He was diagnosed with pneumonia through blood and chest X-ray tests, and was prescribed Garenoxacine mesilate hydrate instead of

Clarithromycin, along with non-steroidal anti-inflammatory drugs. Nonetheless the symptoms didn't improve. Moreover, from two days before, he had experienced a continuous and squeezing dull pain in his lower abdomen, nausea and vomiting and watery feces. Because of not being able to diet with defecation urgency like bowel pains, he was admitted to the author's hospital for precise exams and treatment.
There weren't nothing particular in his medical history. He is a sheet metal worker (in an administrative position). He didn't have any food, drug or metal allergies.
Physical findings : height 175 cm, weight 78 kg, blood pressure 112/68 mmHg, pulse rate 91 /minute · regular, temperature 37.4 ℃, SpO_2 96 % (room air). His consciousness was lucid. He had little sweating in his forehead. He didn't have anemia in the palpebral conjunctiva nor conjunctival icterus. He didn't have pharyngeal erythema. There wasn't lymph node enlargement in his neck, armpit or groin. His cardiac sound was normal and respiratory sound is regular. His abdomen was flat and soft. His intestinal murmur rose a little. He had tenderness localized in right lower abdomen. He had neither clear rebound tenderness nor muscle guarding.
Acute appendicitis is the most common acute abdomen disease in Japan. However, physicians may have the occasion to see rare appendicitis like amoebic appendicitis. When seeing a patient with non-typical clinical course, physicians should always treat carefully with this pitfall in mind.

（高地 良介）

Case11　繰り返す鼠径部痛 －原因は整形外科？循環器？外科？

Words of Acute Abdomen

鼠径部痛は多岐にわたる鑑別疾患を念頭に置き診療する．

CHALLENGE CASE

患　者： 80歳代，女性．

主　訴： 右鼠径部痛

病　歴： 昼食後に，突然，右鼠径部の痛みが出現した．右足を動かすと痛みが増悪した．様子をみていたが改善しないために近医の整形外科を受診した．数か月前にも同様の痛みが出現したため同院を受診した．そのときに股関節のX線検査を受けたが異常は認められなかった．整形外科的な痛みではなさそうだとの判断で，同院の内科医が診察を依頼された．右鼠径部の超音波検査を施行したところ，総腸骨動脈解離が疑われるとのことで当院に救急搬入された．

既往歴： 高血圧，腰椎圧迫骨折後，開腹歴（－）

内服薬： カンデサルタン®錠（カンデサルタン シレキセチル），ツムラ六君子湯エキス顆粒，タケキャブ®錠（ボノプラザンフマル酸塩），ワンアルファ®錠（アルファカルシドール），バイアスピリン®錠（アスピリン）

薬・食物・金属アレルギー（－）

身体所見： 身長147.5 cm．体重36 kg．BMI16.5．血圧194/116 mmHg．脈拍100回/分．体温35.8 ℃．意識清明．眼瞼結膜に貧血はなく，眼球結膜に黄染はない．胸部は心音純，呼吸音清．腸雑音は減弱している．腹部は軽度膨隆し全体的に軟らかい．右鼠径部から下腹部に軽度の自発痛と圧痛を認める．腹膜刺激徴候はない．肝・脾・腫瘤は触知しない．

Tutorial

（総合診療研修医 G）：先生，近医の整形外科から総腸骨動脈解離疑いの患者さんが救急外来に搬入されました．こちらが紹介状です．

> 平素より大変お世話になっております．この度は患者様の受け入れをしていただきありがとうございました．患者様の情報提供を致します．
>
> 本日昼食後に右鼠径部痛が出現し，改善しないために当院を受診されました．数か月前に同様の症状があり，右股関節の X 線を撮影しましたが異常は認められませんでした．今回も右股関節の X 線で明らかな異常を認めません．当院の内科医に相談したところ，動脈硬化があり近医からバイアスピリンを予防的に投与されていること，右下腹部まで痛みが広がっていること，血圧が 200/104 mmHg と高いこと，超音波検査で右総腸骨動脈に flap を疑う所見を認めることなどから，右総腸骨動脈の解離を疑うというコメントを受け，貴院に依頼いたしました．お忙しいところ誠に申し訳ありませんが御高診御加療の程よろしくお願い致します．

G：前医の診断は右総腸骨動脈解離です．問診と診察を行いました．数か月前にも同様の痛みがあったようですが，起き上がろうとする動きで右大腿内側に痛みが生じるようです．股関節の X 線検査を 2 回行っているようですが，異常はなく，痛みの原因は総腸骨動脈解離とのことです．まずは，循環器の救急番の先生とアンギオ室にも連絡しました．

（指導医 M）：準備が手早いですね．まずは診察所見をもう少し話してください．

G：はい．右大腿部や膝窩，足背動脈の拍動は良好です．皮膚の冷感やしびれもありません．下肢の浮腫もないです．腹部は軽度膨隆して腸蠕動音は微弱でした．右下腹部にも痛みがあるようですが，腹部は全体に張って重い感じがあるようです．鼠径部の皮膚も見ましたが皮疹はなく，触診で鼠径や大腿ヘルニアのような腫瘤は触知しませんでした．

紹介元の情報提供に右鼠径部のエコーの写真も入っていました．血管の中に flap のようなものは見えました．この結果だけで解離と診断してよいのでしょうか？もう一度当院で再検査したほうが良いでしょうか？

M：症状としては，胸背部痛や腰痛はないようですね．心音も大動脈弁閉鎖不全を疑わせる所見もないですね．腹部に動脈瘤を思わせる拍動性腫瘤も触れません．血圧は高いですが，急性大動脈解離を示唆する所見が乏しいですね．大動脈は後腹膜臓器ですので，胸部では背部痛，腹部では腰痛を訴える可能性が高いです．ここで **CQ 85** を見てみましょう．腹痛と背部痛を訴える場合の鑑別疾患が載っています．

G：ポイントは後腹膜病変に注意！ですね．血管系では，大動脈瘤破裂，解離があります．腹部大動脈瘤では，腹痛と背部痛とともに鼠径部痛も記載されています．他には，消化器系では，膵炎，胆石・胆のう炎，脾梗塞，それから泌尿器科系などが記載されています．

M：そうですね．血管病変で鼠径部痛が出現する可能性はありますが，今回の患者さんでは，動脈解離は否定的な印象です．ただ，超音波検査で flap の指摘もありますので，検査を進めてみましょう．それでは次の検査はどうしましょうか？

G：血液尿検査と胸部 X 線，心電図，それから腎機能に問題が無ければ造影 CT 検査を施行したいと思います．

M：了解しました．造影 CT 検査は，どの範囲でどのような条件としますか．

G：動脈解離の疑いなので，胸腹部全域で大動脈系の検査としたほうが良いと思います．鼠径部まで範囲を広げて単純と early/late phase の造影で撮影し，血管の３D構築も検査室に依頼しようと考えています．

M：それが良いでしょう．

．．．．．．．．．．．．．．．．．．．．．．．．．．．．．．．．．．．．

G：先生，血液検査が出ました（**Box 1**）．Hb 11.6 g/dL，白血球数は 8,800/μL で正常です．CRP も 0.0 mg /dL と正常です．UN18 mg/dL，Cr 0.61 mg/dL，eGFR 67.9 で腎機能も問題ありません．胸部 X 線では大動脈陰影の拡大や心電図の異常もありませんでした．造影の同意書をとって CT の依頼をします．

M：わかりました．結果が出たら教えてください．

Box 1　血液検査所見

【血算】		【生化学】	
WBC	8,800 /μL	CRP	0.0 mg/dL
RBC	3.57×10^6 /μL	Na	139 mM
Hb	11.6 g/dL	K	3.9 mM
Ht	35.7 %	Cl	104 mM
PLT	17.9 万 /μL	T-P	6.8 g/dL
		ALB	3.9 mg/dL
		BUN	18 mg/dL
		Cr	0.61 mg/dL
		AST	33 U/L
		ALT	17 U/L
		CK	76 U/L
		LDH	263 U/L
		eGFR	67.9 U/L

・・・・・・・・・・・・・・・・・・・・・・・・・・・・・・・・

G：先生，CT 検査の結果が出ました（**Box 2-1,2**）．胸部大動脈には異常はなさそうです．腹部大動脈の解離はありますが，器質化しているので鼠径部痛や腹痛の原因にはならないと思います．下肢への血流も良好ですし，疑われた右総腸骨動脈の解離も，やはりなさそうです．

M：問診と身体診察でも，動脈解離は否定的でしたが，やはり CT でも心配なさそうですね．ところで，この CT 画像の中で他に異常所見はありませんか？

G：血管系は問題なさそうですが…あれ？小腸が拡張しています！大腸のガスや便もありますが，下腹部の小腸にガスと腸液が貯まって鏡面像ができています．腸閉塞です！

Box 2-1　腹部造影 CT 検査所見

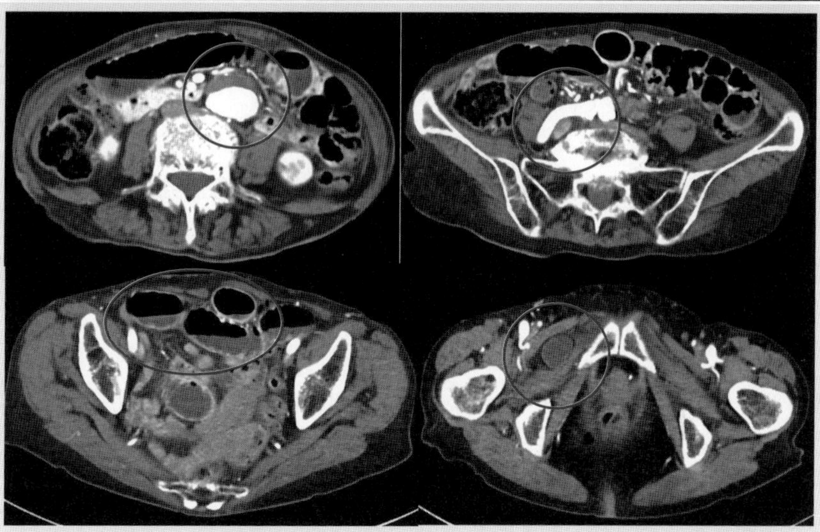

a: 腹部大動脈：解離（＋）
b: 右総腸骨動脈：解離（－）
c: 小腸拡張像と鏡面像
d: 右側の恥骨筋と閉鎖筋に挟まれた小腸

a | b
c | d

Box 2-2　腹部造影 CT 検査所見

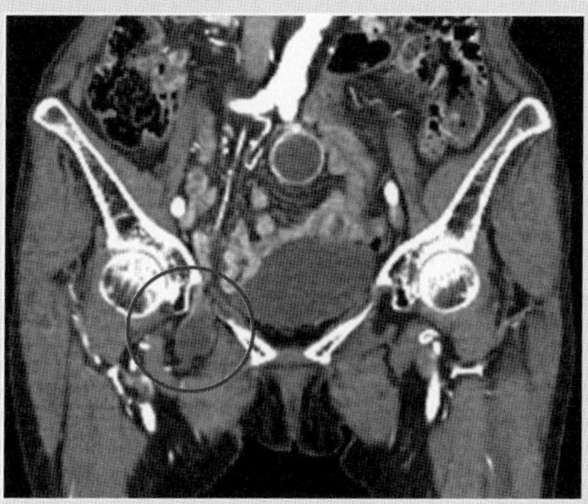

右閉鎖孔から閉鎖管に嵌入した小腸

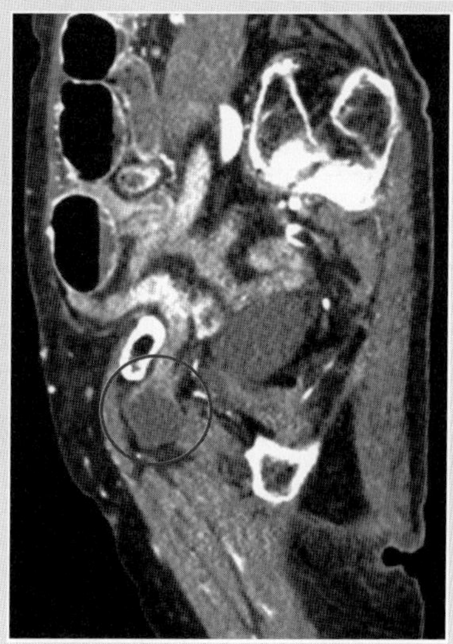

M：確かに腸閉塞の所見ですね．原因は何でしょうか？

G：拡張腸管を辿ると骨盤腔で狭窄部があるような感じです．絞扼性腸閉塞のような closed loop 型ではなさそうです．

M：腹腔内だけではなく，痛みのあった右鼠径部領域の画像所見はどうですか？

G：あ！右の恥骨筋と外閉鎖筋の間に楕円形の腫瘤を認めます．右閉鎖孔ヘルニアがあります！

M：良く診断できましたね．もしかしたら右鼠径部痛の原因は，閉鎖孔ヘルニアの可能性がありますね．それではもう一度，問診と身体診察を診てみましょう．

G：わかりました．行ってきます．

. . . .

G：先生，患者さんに伺うと，安静時の痛みはほとんどなく，体動時の痛みが強いと言っていました．よく聞くと大腿内側から膝にかけての痛みとしびれもあるようです．診察では，右大腿部の背側への伸展や内転で大腿部の痛みが増悪しました．

M：なるほど．この症状は Howship-Romberg 徴候（**Glossary**）だと思います．閉鎖孔ヘルニアの特徴的なサインですが，全例に出現するわけではなく，報告では 12.5 ～ 65 % に認められるとされています．何とか診断がつきましたね．ところで治療はどうしましょうか？

G：すぐに外科に連絡をして緊急手術をお願いしたいと思います．

M：確かに閉鎖孔ヘルニア嵌頓なので，緊急手術適応ですが，もう少し検討してみましょう．

まず，この患者さんは痛みが出現してからどのぐらいの時間が経過していますか？

G：お昼ぐらいからの痛みですから4時間程度と考えられます．

M：造影CT検査で嵌頓腸管の造影効果はどうでしたか？

G：造影不良域はearly/late phaseともにありません．

M：血液検査でも炎症所見はないですね．それでは，手術の前に，超音波検査を行いましょう．

G：超音波検査ですか？

M：発症からの時間が短いですし，CTでも腸管壊死がなさそうなので，整復できるかもしれません．

G：なるほど，わかりました．超音波室に連絡をします．

・・・・・・・・・・・・・・・・・・・・・・・・・・・・・・・・・・・

M：それでは超音波プローブを右鼠径部にあててみましょう．楕円形の低エコーの腫瘤を認めますね．これが嵌頓腸管です．

G：はい，わかります．

M：それでは右下肢を軽く外転・外旋させます．それからプローブでこの腸管を頭背側に圧排してみましょう．

G：あっ，腫瘤がなくなりました！

M：何とか整復できましたね．この患者さんのように，発症から24時間以内で嵌頓腸管の血流が保たれている場合や，腸管壁の一部分のみが嵌頓する

Righter 型では，整復できる症例もあります．

患者さんの話では，数か月前にも同様の症状があったようですね．おそらくその時も，閉鎖孔ヘルニア嵌頓を発症したものの自然に還納されたのだと思います．

G：え！そんなことがあるのですか．

M：はい，痩せた高齢女性の繰り返す腸閉塞の原因として，閉鎖孔ヘルニアは必ず鑑別疾患に入れておく必要があります．今回は2回，股関節のX線検査を受けて異常なしとなっていますが，他の鑑別疾患を同時に考慮して検査を進めた方が良いですね．

G：なるほど，わかりました．まずは，緊急手術が回避できて本当に良かったです．患者さんも，右鼠径部の痛みが無くなったと喜んでいました．

診断：右閉鎖孔ヘルニア嵌頓による腸閉塞

治療：後日，鼠径部切開法でメッシュによる修復術が施行された．

G：主訴が鼠径部痛で，最終診断が腸閉塞とは思いませんでした．確かに腹部は少し膨隆していましたが，強い腹痛や嘔吐などもありませんでした．急性腹症の診断は，やはり難しいですが，それにしてもCT検査は有用ですね！

M：CQ 89に高齢者の急性腹症の特徴と予後，予測因子についての記載があります．高齢者では，身体所見が明らかでないことと，血液検査でも異常を示しづらく，診断についてはCTが有用であるとされています．

G：前医で超音波検査をやっていますが，閉鎖孔ヘルニアの診断はできなかったのでしょうか？

M：総腸骨動脈を観察していますので，下腹部から鼠径部にはプローブを当てていると思います．もし，閉鎖孔ヘルニアも鑑別疾患として念頭に置き検査をすれば，診断できた可能性は高いと思いますよ．

G：なるほど，超音波検査も様々な疾患を念頭に置いて検査する必要がありますね．

M：CQ 65 に超音波検査のスクリーニングとしての有用性が記載されています．

しかし「ただし，術者の技量に大きく依存するため，日頃から習熟しておく必要がある」と書かれています．

G：そうですよね，私も勉強します．

High-value Care & Low-value Care

高価値な医療：

・鼠径部痛の原因は多岐にわたる鑑別疾患を念頭に置き診療する．

低価値な医療：

・専門領域の診断のみに固執し，同じ検査を繰り返してしまう．

Glossary：Howship-Romberg 徴候

閉鎖孔ヘルニア嵌頓の際に，ヘルニア内容が閉鎖管内で閉鎖神経を圧迫することにより生ずる症状である．大腿内側から膝にかけての疼痛やしびれが生じ，大腿を背側へ伸展，内転あるいは内旋すると増悪する．

Short Lecture: 閉鎖孔ヘルニア

閉鎖孔は骨盤腔の前方に位置し，閉鎖動静脈や閉鎖神経が走行する閉鎖管があり大きな裂隙を形成しており，そこに腸管が嵌入すると閉鎖孔ヘルニアとなる．臨床的には，痩せた高齢女性に多く，腸閉塞をきたして救急外来を受診する場合が多いという特徴がある．嵌頓内容は小腸が多く，左右別では右側に多いが，左側はS状結腸があり小腸が嵌頓しにくいと考えられている．

嵌頓しても 14 ～ 60 %は自然に還納されたとの報告もあることから，来院時にはすでに自然還納されてしまい，CT などで検査をしても確定診断がつかない場合や慢性的に腸閉塞を繰り返す症例などもあり注意を要する．

Recommendations

瘦せた高齢女性の鼠径部痛では，整形外科的疾患のみではなく，閉鎖孔ヘルニアも鑑別疾患の一つとして念頭に置く．

学習のキーポイント

□ **鼠径部痛の鑑別疾患**

- ■ 整形外科のみではなく，泌尿器科，婦人科，内科，外科など多岐にわたる疾患が含まれる．
- ■ 瘦せた高齢女性で繰り返す鼠径部痛では閉鎖孔ヘルニアを鑑別に入れる．

□ **閉鎖孔ヘルニアの症状と画像診断**

- ■ Howship-Romberg 徴候と腸閉塞症状
- ■ CT 画像：恥骨筋と閉鎖筋に挟まれた球状陰影

References

1） 荻原令彦, 榎本敏行, 斉田芳久, 他：超音波ガイド下に整復直後，腹腔鏡下修復術を施行した閉鎖孔ヘルニアの１例．日外科系連会誌.2018 ; 43 (4) : 756-760.

2） Losanoff JE, Richman BW, Jones JW. Obturator hernia. J Am Coll Surg. 2002；194 (5)：657-663.

3） Skandalakis LJ, Androulakis J, Colborn GL, et al：Obturator hernia. Embryology, anatomy, and surgical applications. Surg Clin North Am. 2000；80（1）：71-84.

4） 鈴木義夫, 井原健太郎, 長谷川　修　髙橋雄介 : 高齢認知症女性にみられた閉鎖孔ヘルニアの１例．日病院総合診療医会誌, 2019 : 15 (1) : 8-11.

5） 森村尚登，西山潔，渡会伸治，他：手術前に診断できた閉鎖孔ヘルニアの１例並びに本邦報告例 246 例の文献的考察．日臨外会誌.1988；49（1）：132-138.

6） 横山隆秀：閉鎖孔ヘルニア．ヘルニアの外科（柵瀬信太郎監修，諏訪勝仁，早川哲史，嶋田　元，松原猛人編集），東京，南江堂，pp322-330, 2017.

7） Rodriguez-Hermosa JI, Condina-Cazador A, Maroto-Genover A, et al：Obturator hernia: clinical analysis of 16 cases and algorithm for its diagnosis and treatment. Hernia. 2008 ; 12 (3) : 289-297.

Highlight

Repeated inguinodynia—what is the primary disease, orthopaedic, cardiology or surgery?

Patient: eighties, female

Chief complaint: right inguinodynia

History of present illness: After lunch, she suddenly experienced the right inguinodynia. Moving the right leg worsened the pain. Though she stayed at home, the pain didn't improved. So she visited a clinic of orthopaedic surgery where she had visited some months before for a similar kind of pain. On that occasion she underwent an X-ray exam at the hip joint. However there weren't any abnormalities. The orthopaedic surgeon of the local clinic considered that the pain was different from the orthopaedic pain and consulted with a physician of internal medicine. He performed echography at the right inguinal region and, suspecting it to be the dissociation of common iliac artery, had the patient carried to the hospital in an ambulance.

Past medical history: hypertension, lumbar compression fracture, no history of laparotomy. She didn't have any drug, food or metal allergies.

Physical findings : height 147.5 cm , weight 36 kg , BMI 16.5, blood pressure 194/116 mmHg, pulse rate 100 /minute, temperature 35.8 ℃ . Her consciousness was lucid. There wasn't anemia in her palpebral conjunctiva and there wasn't conjunctival icterus. Her cardiac sound was normal, and respiratory sound clear. Her intestinal murmur decreased. Her abdomen was slightly distended and soft over all. She experienced mild spontaneous pain and tenderness from her right groin to lower abdomen. She didn't have signs of peritoneal irritation. Liver, spleen and mass was impalpable.

When a thin, elderly female patient visits with a complaint of inguinodynia, not only orthopaedic disease, but also obturator hernia should be kept in mind as one of the differential diseases.

（本田 善子）

Case12 急激な腹水貯留を伴う腸閉塞ー原因は？

Words of Acute Abdomen

腹痛の初回超音波検査では，見落としがないスクリーニング行う．

CHALLENGE CASE

患　者： 70歳代，男性．

主　訴： 腹痛

病　歴： 昨日の夜から突然，心窩部に痛みが出現した．痛みは，間欠的で自宅で様子をみていたが，症状が改善しないため，当院の内科を受診した．嘔気や嘔吐はなく，下痢や便秘もなかった．

既往歴： S状結腸癌手術（2年前：他院）

家族歴： 特記すべきことなし．

薬・食物・金属アレルギー： なし

身体所見： 身体所見：身長160.0 cm，体重58 kg，意識清明，血圧150/80 mm Hg，脈拍60回/分，整，体温35.8 ℃．眼瞼結膜貧血なし．眼球結膜黄染なし．心音純，呼吸音清．上腹部は軽度膨隆し心窩部に圧痛があるが，反跳痛や筋性防御はない．

Tutorial

(総合診療研修医 G)：先生，内科から腹痛の患者さんの診察依頼が来ました．どうも腸閉塞が疑わしいとの連絡がありました．

(指導医 M)：腸閉塞ですか，原因は何でしょう？開腹歴はあるのですか？

G：今から腹部 CT 検査に行くそうなので詳しくはわかりませんが，内科の先生から聞いた話だと，腹部単純 X 線検査で拡張した小腸ガス像を認めているとのことでした．開腹歴に関しては，S 状結腸癌で 2 年前に手術をしているそうです．こちらに関しては今も他院に通院中で，再発もなく術後の経過は順調だそうです．

M：なるほど開腹歴のある腸閉塞というわけですね．開腹歴のある患者さんの腸閉塞で最も多いのは，どんなタイプの腸閉塞ですか？

G：開腹術後では，約 60 %が癒着による単純性腸閉塞と言われています．内科の先生も癒着障害を疑って，外来で腹部超音波検査を行ったようです．やはり小腸が拡張していて，to and fro movement を認めていましたが，腹水も貯留しているので心配になり，とりあえず外科にも診察してほしいとのことでした．

M：CQ 65 にあるように急性腹症に対してのスクリーニングとして，超音波は有用とされています．消化器内科を専門とする先生の中には，「超音波検査は，聴診器ですから…」とおっしゃる先生もいますね．

次々と患者さんが来る忙しい外来をやりながら，合間に超音波検査を自分でやるのはなかなかできないことです．私たちも見習いましょう．それでは，さっそく診察に行ってみましょう．

・・・・・・・・・・・・・・・・・・・・・・・・・・・・・・・・・・・・

G：ちょうど，患者さんが CT 検査から戻ってきたところでした．腹部所見は，上腹部が少し膨隆していますが，ご本人はお腹が張っているという感じはあまりないそうです．昨日の夜から心窩部が痛くなって，昨日は間欠痛だったそうですが，いまは持続痛になったとのことです．痛みはそれほど強くなく，今日も病院には歩いてきたそうです．心窩部に圧痛はありますが，明らかな腹膜刺激徴候はなさそうでした．

M：心窩部の持続痛ですか．**CQ 78** をみると消化器系・血管系・尿路系・呼吸器疾患が挙げられていますね．

G：もちろん腸閉塞も鑑別疾患に入っていますが，様々な疾患があって，絞り込みが難しいですね．

M：ちなみに，S 状結腸癌の手術は下腹部正中切開で施行されているようですが，手術の創部と，痛みの部位は離れているようですね．

G：そういえばそうですね．創部のあたりは，押しても特に痛みは無いようでした．大腸癌の手術とは関係ないのでしょうか？

M：何とも言えませんが，直接の創部への癒着による腸閉塞というわけではないかもしれませんね．

ところで，腹部単純 X 線検査（**Box1**）をもう一度みてみましょう．所見はいかがですか？

G：上腹部全体にガスが多いです．小腸ガスも多いですが，立位で鏡面像が不明瞭です．それによく見ると，上行結腸や横行結腸のガスも多いですね．

M：確かに拡張した小腸ガスを認めていて腸閉塞として矛盾しませんが，器質的な閉塞性腸閉塞というより，麻痺性腸閉塞を思わせる所見ですね．

血液検査はどうでしたか？

G：内科の先生がオーダーしていた血液検査の結果が出たようです（**Box 2**）．白血球数は 10,900 と軽度増多し，CRP も 1.3 と少し上昇しています．それから，肝胆道系酵素とアミラーゼがやや上昇しているようです．

M：CQ 53 に,「心窩部痛患者でリパーゼやアミラーゼを測定することは鑑別診断に有用か？」があります．急性膵炎ではリパーゼ，アミラーゼ測定が推奨されていますが，今回，リパーゼは測定していません．急性膵炎を積極的に疑わないとリパーゼは検査しないかもしれませんね．ところでアミラーゼが上昇する原因にはどんな場合がありますか？

G：はい，同じ CQ 53 に記載されています．膵疾患，唾液性疾患，消化管疾患，婦人科疾患，膵以外の腫瘍性病変，その他とありますが，原因となる病態が多過ぎて絞り込みにはちょっと？

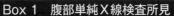

Box 1　腹部単純X線検査所見

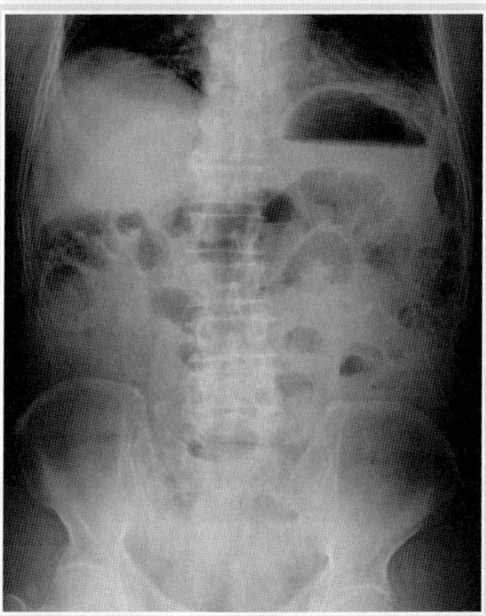

【立位】

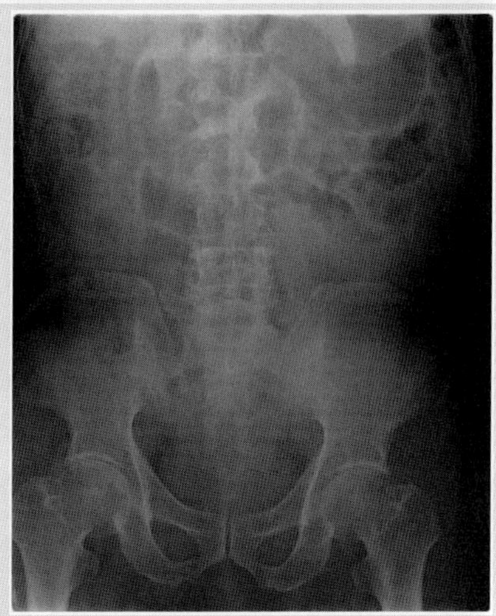

【臥位】

Box 2　血液検査所見

【血算】		【生化学】			
WBC	10,900 /μL	CRP	1.3 mg/dL	T-Bil	0.5 mg/dL
RBC	4.00 × 10^6 /μL	Na	138 mM	AST	41 U/L
Hb	12.0 g/dL	K	4.0 mM	ALT	17 U/L
Ht	35.0 %	Cl	104 mM	LDH	358 U/L
PLT	22.4 万 /μL	T-P	7.2 g/dL	ALP	331 U/L
		ALB	4.0 mg/dL	γ-GTP	26 U/L
		BUN	18 mg/dL	AMY	276 U/L
		Cr	0.99 mg/dL	CK	92 U/L

M：確かに…．まあ，急性膵炎なども鑑別に入れるとして，CT 画像がそろそろ出来上がった頃でしょうかね．

G：そうですね．あっ，たった今，画像が送られてきました．単純 CT(Box 3-1,2) のみ施行されていますが，明らかな遊離ガス像はなく，肝臓，胆嚢，脾臓周囲と骨盤内に腹水を認めます．小腸がやや拡張しています．ただ，腸管を辿っても明らかな閉塞起点はわかりません．造影していませんが，膵臓も特に問題ないようで急性膵炎などでもなさそうです．

Box 3-1　腹部単純ＣＴ検査所見

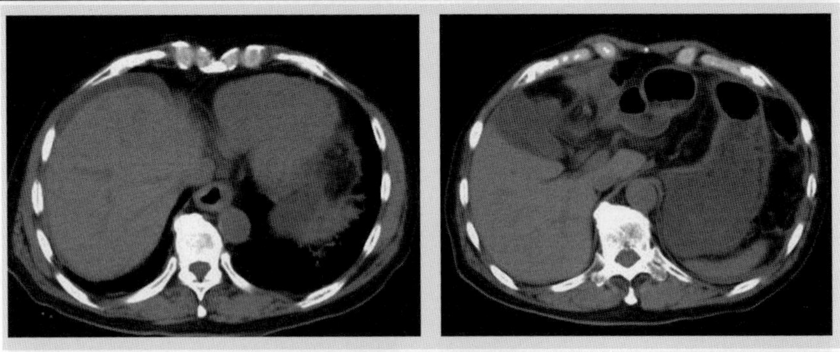

肝臓・胆嚢周囲に腹水を認めた．

Box 3-2　腹部単純ＣＴ検査所見

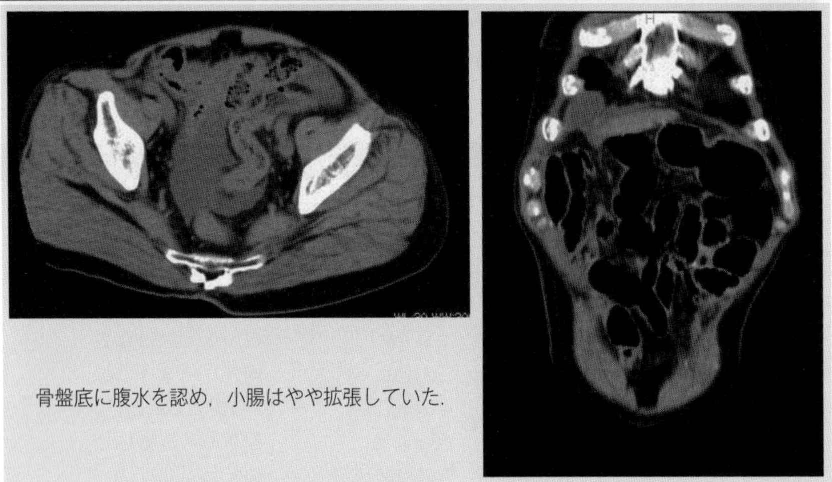

骨盤底に腹水を認め，小腸はやや拡張していた．

M：確かに明らかな閉塞部位はないようですね．とすると腸閉塞の原因は何だと思いますか？

G：腸閉塞でまず鑑別しなければいけないのが絞扼性腸閉塞です．通常は，小腸の両端が閉塞するため closed-loop 型を示します．この患者さんにはそのような所見はないですし，どちらかというと腸管麻痺を思わせます．ただ，腹水貯留が気になりますが，腹部所見もあまり強くないので，とりあえず保存的治療で良いのかなと思います．

M：まぁもう少し考えてみましょう．気になるという腹水に関してはどう思いますか？

G：大腸癌の経過観察で CT なども定期的に撮影しているそうですが，今までとくに腹水については言われていないようです．肝硬変もないですし…今回の腹痛に関連して急激に腹水が出現したということでしょうか？

M：そういうことになりますね．急性腹症の腹水の原因として何が考えられますか？

G：腸閉塞では，やはり絞扼性などの腸管虚血を伴う場合と，単純性腸閉塞では，小腸アニサキス症があります．ただ，アニサキス症では，腸管壁の限局性肥厚像と内腔狭窄像があるはずです．他には消化管穿孔がありますが，腹腔内のどこにも遊離ガス像がありません．また，重篤な腸炎をきたしている腸管浮腫像などの所見もありません．

M：では，今回の腹水の原因はなんでしょう？急激に出現した遊離ガス像の伴わない腹水ですね．上腹部の痛みで，それほど強い腹膜刺激徴候はなく腸管麻痺をきたしています．

G：診断に行き詰っています．造影 CT を追加したいのですが，良いですか？造影で，何か情報を掴めるかもしれません．

M：わかりました．腎機能も正常ですし，アレルギーも無いようですので，造影CTをオーダーしましょう．ところで，急性腹症の患者さんに造影CTを行うのは，おもにどんな病態を疑う場合ですか？

G：CQ 68に記載があります．おもな目的は，①臓器虚血の有無，②血管性病変の有無，③急性膵炎時の重症度判定，などが挙げられています．

M：①の臓器虚血は通常，絞扼性腸閉塞の虚血障害の判定を指しますが，消化管穿孔などでも穿孔部の同定に役立つことがあります．それでは造影CTをやってみましょう．

・・・・・・・・・・・・・・・・・・・・・・・・・・・・・・・・・・・・・

G：造影CT(Box 4)が終わりました．なんだか，少し腹水の量が増えた感じがします．

M：なるほど，造影してみて診断がはっきりしましたね．

G：え？もう診断がついたのですか？

M：はい！肝胆膵領域で異常所見はありませんか？

Box 4　腹部造影ＣＴ検査所見

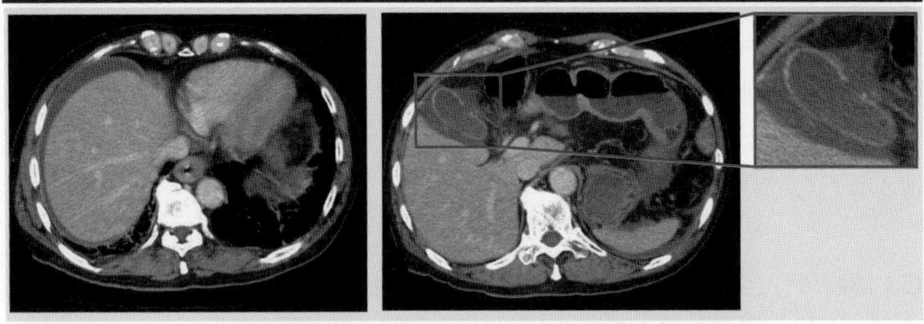

単純CT検査時よりも腹水がやや増量し，
胆嚢壁の一部に陰影欠損像を認めた．

G：肝臓・・胆嚢・・この胆嚢，変ですね！

M：気が付きましたね．

G：胆嚢壁の一部が造影されていないようです．内部の胆汁と連続して腹水がみとめられます．それに胆汁と腹水の CT 値がほとんど同じです．ひょっとして，お腹の中に貯まっているのは胆汁ですか？

M：そのようですね．遊離ガス像のない急な腹水貯留の原因として，胆嚢穿孔と膀胱穿孔を鑑別疾患に入れる必要があります．今回は，胆嚢穿孔の可能性が高いですね．

G：なるほど！消化管穿孔と異なり，もともと液体のみが貯まっている臓器が破れたから，腹水があっても遊離ガス像がでないということですね．

M：そうです．胆嚢穿孔の場合，気腫性胆嚢炎の穿孔や十二指腸乳頭切開を施行している患者さんや，穿孔後時間が経過して感染が併発してくるとガス像が出現してくることがありますが，胆嚢穿孔の初期には，通常には遊離ガス像を認めません．

G：でも胆嚢結石はなさそうですし，胆嚢炎もないようですが…外傷のエピソードもないようですし，なんで穿孔したのでしょうか？

M：そうですね，原因はわかりませんが胆嚢穿孔は間違いないと思います．**CQ 65** にあるように，最初の超音波検査の時にスクリーニングで胆嚢もみていれば診断がついたかもしれません．急性胆道疾患の診断では，最初の検査として CT を施行した場合の感度，特異度などを超音波と比較すると，超音波検査の方が優れていたと報告されています．しかし，忙しい外来の合間に自分でそれをやるのはなかなか難しいところですね．

さあ，もう一度腹部超音波検査をやり直してみましょう．

G：了解です！

G：先生，再検した腹部超音波検査 (Box 5) でも胆嚢壁の欠損と，そこから胆嚢外に続く液体の貯留を認めました．

M：hole sign（Glossary）ですね．胆嚢穿孔で間違いないようですね．では患者さんにお話しして緊急手術をしましょう．

G：うーん…

M：どうかしましたか？

G：最初の腹部超音波の検査では腸閉塞の確認をしたようですが，やっぱり胆嚢を見ていたら最初から胆嚢穿孔と診断できたんじゃないかなぁと思って…

Box 5　腹部超音波検査所見

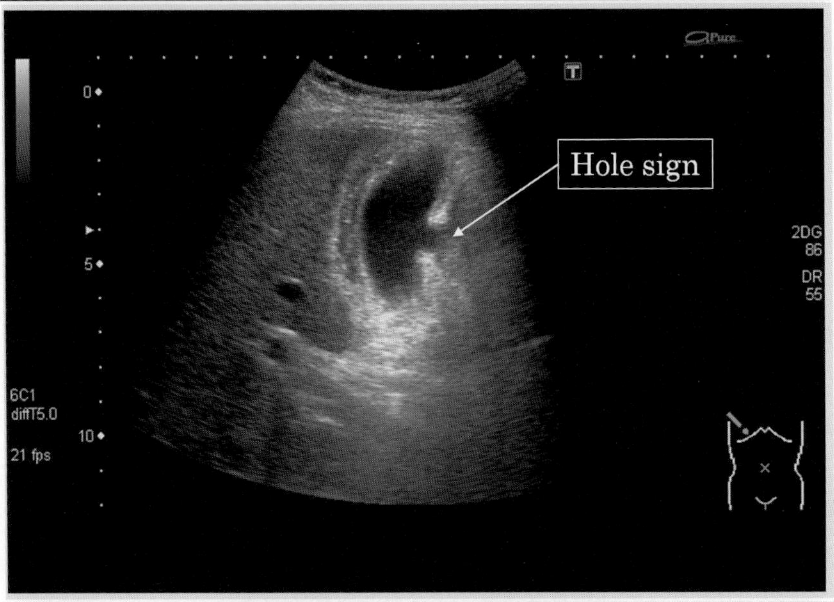

胆嚢壁は全周性の著明な浮腫性肥厚を認めた．
胆嚢内に結石や sludge は認めなかった．
胆嚢体部に約 8mm の壁の欠損部を認めた．

M：確かにそうですね．われわれ医師もそうですし検査技師さんも同じですが，日中は忙しい業務をこなしながら，救急患者さんの対応も行っています．よくあるパターンは，急性虫垂炎が疑われている患者さんに，とりあえず虫垂腫大があるかどうかだけ至急チェックするような場合です．腫大が確認できれば良いですが，ない場合にそれで検査を終了してしまうと最終診断ができなくなってしまいます．

G：今回は，腹部単純 X 線検査で腸閉塞が疑われたので，腸管のみをチェックしたようです．

M：腸閉塞は病態ですので，その原因はたくさんあります．腹部単純 X 線検査では腸閉塞と診断できますが，その原因まではわかりません．超音波で腸管拡張像があっても，やはり細かく見ないと原因まではわかりませんね．

G：急性腹症の初診の超音波検査では，見落としがないようなスクリーニング検査が必要ですね．

M：そうです．今回は，おそらく胆嚢穿孔による麻痺性腸閉塞だと思います．さあ，反省は後にして，今は手術をしないといけませんよ．

G：あ，そうでした．追加検査を出して手術室に連絡します．

【手術所見 Box 6】

上腹部正中にて開腹．腹腔内に癒着は認められず．腹腔内には多量の胆汁が貯留していた．胆嚢は全体に浮腫による壁肥厚を認めた．体部～頸部前壁に壊死と思われる部位を認め，フィブリン様の膜に覆われていたが菲薄化しており穿孔部と考えられた．胆嚢を摘出し腹腔洗浄ドレナージ術を施行した．

摘出した胆嚢は 81 × 52 mm で壁が菲薄化している部位を認めた．胆石や腫瘍などはなかった．

G：先生，この間の胆嚢の病理検査では，どうも特発性胆嚢穿孔のようです．

それに，術中採取した腹水（胆汁）の細菌培養検査は陰性でした．前医に確認しましたが，今までの検査でも，やはり胆石などはなかったそうです．

M：なるほど，特発性胆嚢穿孔ですか．

G：患者さんは，術後とくに問題なく経過して退院しました．本当によかったです．あのとき保存的治療を選択していたらどうなっていたかと考えると…自分でも超音波ができるように勉強したいと思います．

M：そうですね，検査などの診療体制の環境が整っても，そもそも自分で超音波検査ができないとダメですからね．

Box 6 手術所見

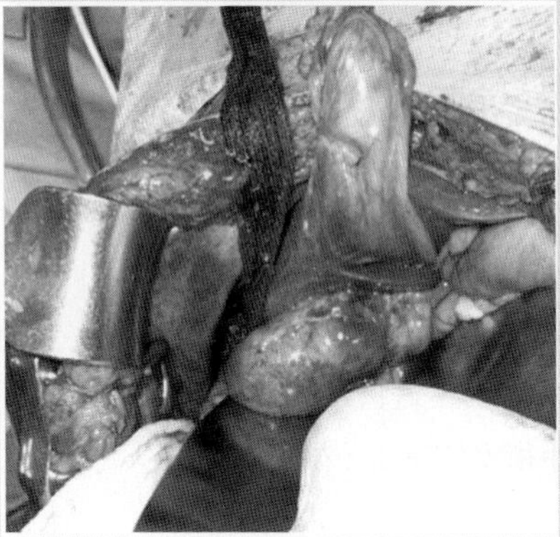

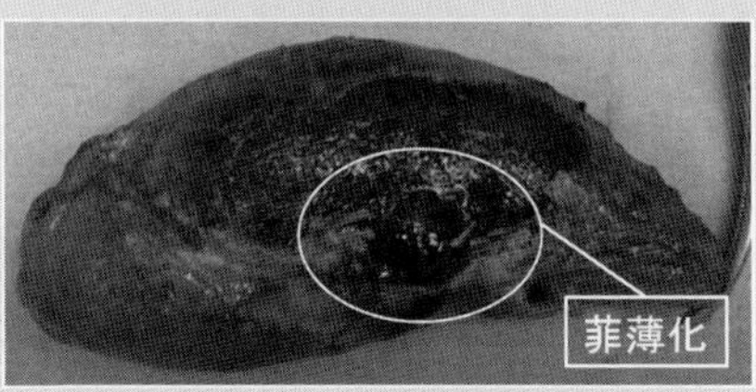

摘出された胆嚢

High-value Care & Low-value Care

高価値な医療

・腹痛患者の超音波検査では，見落としがないようなスクリーニングをすること．

低価値な医療

・思い込み診断でピンポイントのみ超音波検査を行うこと．

Glossary：Hole sign

超音波検査で胆囊穿孔を示唆する所見である．胆囊内外での腹水の交通を示す胆囊壁の欠損部を認める所見をHole signという．

Short Lecture：特発性胆囊穿孔

臨床的に明らかな基礎疾患，原因がなく胆囊穿孔を起こし，胆汁が無菌で胆石がなく，胆囊炎がないかごく軽度のものと定義されている．急性胆囊炎と同様に上腹部痛や右季肋部痛で発症し，本疾患に特徴的な症状はない．診断は，CT検査，超音波検査で壁欠損を認めることや，腹水穿刺により胆汁性腹水を確認することなどで診断可能であるが，多くは術中に診断されている．治療は胆囊摘出術が行われる．炎症性胆囊穿孔の死亡率は5.2～23％と報告されているが，特発性胆囊穿孔の多くは非感染性胆汁による腹膜炎のため予後は良好である．

Recommendations:

超音波検査は，放射線被曝がなく外来やベッドサイドで施行可能であることから，腹痛診断の画像検査として極めて有用である．しかし，初診時は，見落としがないようなスクリーニングを心掛ける必要がある．

学習のキーポイント

□ **腹痛患者の超音波検査**

■ 初診時は見落としがないようなスクリーニングを心掛ける.

■ 思い込み診断で局所のみのスキャンに留めないこと.

□ **腹水貯留を伴う腸閉塞の鑑別**

■ 腸管虚血と小腸アニサキス症

■ 胆嚢・膀胱穿孔による腸管麻痺

References

1） 恩田昌彦，髙橋秀明，古川清憲，他：イレウス全国集計21,899例の概要．日本腹部救急医学会雑誌．2000；20(5)：629-636.

2） Harvey RT, Miller WT Jr：Acute biliary disease: initial CT and follow-up US versus initial US and follow-up CT. Radiology. 1999 ; 213 (3) : 831-836.

3） Chau WK, Wong KB, Chan SC, et al：Ultrasonic "hole sign" :a reliable sign of perforation of the gallbladder? J Clin Ultrasound.1992 ; 20 (4) : 294-2.

4） 鈴村和大，黒田暢一，岡田敏弘，他：特発性胆嚢穿孔の１例．日外科系連会誌．2012；３７(５)：1009-1014.

Highlight

Intestinal obstruction accompanied with sudden ascites accumulation: What was the cause?

Patient: a man in his seventies
Chief complaint: abdominal pain
History of present illness: Epigastric pain presented suddenly from the previous night. The pain was intermittent, so he stayed in his home. However the pain didn't improve, so he visited the author's hospital. He neither had nausea and vomit nor diarrhea or constipation.
Past medical history: Operation for cancer of sigmoid colon (two years before, in another hospital)
He didn't have any family history. He didn't have any drug, food or metal allergies.
Physical findings：height 160.0cm, weight 58kg. consciousness lucid, blood pressure 150/80 mm Hg, pulse rate 60 /minute, regular, temperature 35.8 ℃. He didn't have anemia in his palpebral conjunctiva and conjunctival icterus. His cardiac sound was normal and respiratory sound clear. His upper abdomen rose slightly. While having tenderness in the epigastric region, he had neither rebound tenderness nor muscular guarding.
Because the echography has no radiation exposure and can be used in outpatient clinics and at bedside exam, it is considered very useful image examination method. However, at initial exam, it is necessary to consider the screening in order to avoid overlooking something.

(皆川 輝彦)

Case13 ふらつき感を伴う右上腹部痛
ー消化管出血？

Words of Acute Abdomen

Charcot 3 徴の低い感度を検査所見で補うこと.

CHALLENGE CASE

患　者： 60 歳代，男性.

主　訴： 右上腹部痛，ふらつき感

既往歴： 特記すべきことなし.

現病歴： 午後，営業先に向かう途中，急に右上腹部痛が出現した．電車内に立っており，しばらく我慢していた．しかし，ふらつき感も認め，途中駅で下車した途端，その場に座り込んでしまった．駅員が救急車を要請し，外来を受診した.

身体所見： 身長 176 cm，体重 66 kg，血圧 128/82 mmHg，脈拍 88 回 / 分・整，呼吸数 18 回 / 分，体温 38.9 ℃.
意識清明．皮膚黄染あり．眼瞼結膜に貧血はなく，眼球結膜に黄染あり．胸部は心音純，呼吸音清．腹部は平坦で腸雑音は亢進 / 減弱なし．右上腹部に圧痛を認め，軽度の腹膜刺激徴候を認める.

Tutorial

(指導医 M)： 右上腹部痛とふらつき感を主訴に受診されたケースです．腹痛の診断には腹痛の性状や随伴症状が重要ですが，この患者さんでは，どのように考えていきますか？

(総合診療研修医 G)： まず，右上腹部痛を訴える症例で鑑別すべき疾患が CQ 77 に記載されていて，食道・胃・十二指腸疾患，肝胆道系疾患が多いとあります．これらの疾患を念頭に入れ，腹痛の性状などから鑑別を進めると良いと思います.

M：いいですね．では，この患者さんの腹痛についてはどうでしょう？

G：腹痛は急に出現し，多少の波はあったようですが，持続していたそうです．下痢や嘔気・嘔吐はみられませんでしたが，食欲はあまりなく，昼食は会社近くの蕎麦屋で軽めに済ませたそうです．黒色便はなかったとのことです．

M：これらの症状からは何が考えられるでしょう？

G：右上腹部痛を認め，食欲低下もあったとのことで，胃などの上部消化管疾患を考えます．また，その場に座り込んでしまうようなふらつきを認めたということで，胃や十二指腸潰瘍による貧血を考えましたが，黒色便はなかったようですので….

M：確かに**CQ 77**に記載されているように，右上腹部痛をきたす疾患として上部消化管疾患は考えやすいですね．ただ，ふらつき感は貧血のみとは限りませんし，腹痛が強く，迷走神経反射を伴ったとも考えられます．では，次に身体所見を踏まえ，さらに診断を進めていきましょう．

G：**CQ 35**にあるように急性腹症患者では，バイタルサインを確認することが推奨されています．この患者さんは，低血圧はありませんが，やや頻脈で，発熱を認めます．発熱を伴う急性腹症は菌血症を認める可能性を上昇させると記載されています．何らかの感染を伴う疾患が考えられ，右上腹部痛をきたす疾患の中では，肝胆道系疾患を疑います．

M：他の身体所見からさらに疾患を絞りこみましょう．

G：黄疸を認め，右上腹部に圧痛と軽度の腹膜刺激徴候を認めています．発熱の他に，右上腹部痛と黄疸を認めていて，これはCharcot 3徴（**Glossary 1**）で急性胆管炎に特徴的な所見です．ふらつき感は高熱に伴うものを考えます．急性胆管炎としますと，症状の発症が比較的急で発熱も伴っていることから，胆管癌や何らかの良性狭窄というよりも総胆管結石による可能性が高いと思います．他には，急性胆囊炎や，炎症による膵腫大で膵内胆管の狭小化を認めれば，急性膵炎の可能性もあると思います．

M：急性胆管炎を第一に疑い，他に急性胆囊炎や急性膵炎を考えました．では，検査所見をみましょう．

血液・尿検査所見：(Box 1)

白血球は 21,000 /μL と増多し，CRP は 18.0 mg/dL と上昇している．総ビリルビン 5.2 mg/dL，直接ビリルビン 3.8 mg/dL，AST 328 U/L，ALT 462 U/L，LDH 294 U/L，ALP 874 U/L，γ-GTP 502 U/L と肝胆道系酵素の上昇を認めている．他に明らかな異常所見はない．尿所見ではビリルビンが陽性である．

胸部 X 線検査所見：

両肺野と心陰影に異常所見はない．

腹部単純 X 線検査所見：

腸管拡張像や鏡面像などの異常所見はない．

Box 1 血液・尿検査所見

【血算】		【生化学】			
WBC	21,000 /μL	T-P	7.6 g/dL	T-cho	202 mg/dL
RBC	462×10^4 /μL	ALB	4.6 g/dL	TG	148 mg/dL
Hb	15.0 g/dL	T-Bil	5.2 mg/dL	BUN	15.0 mg/dL
Ht	42.0 %	D-Bil	3.8 mg/dL	Cr	0.78 mg/dL
PLT	18.0 万 /μL	AST	328 U/L	血糖	106 mg/dL
		ALT	462 U/L	Na	142 mM
		LDH	294 U/L	K	4.4 mM
【尿】		ALP	874 U/L	Cl	106 mM
比重	1.02	γ-GTP	502 U/L	CRP	18.0 mg/dL
pH	6.0	AMY	82 U/L		
蛋白	(−)	P-AMY	18 U/L		
糖	(−)				
潜血	(−)				
ビリルビン	(+)				
ウロビリノーゲン	(±)				
沈渣	RBC 1-3/1F				
	WBC 1-3/1F				

G：血液検査では著明な炎症反応と肝胆道系酵素の上昇，ビリルビン尿も認めています．アミラーゼ・P アミラーゼとも正常でしたので，胆道系の感染症が考えられると思います．急性胆嚢炎や急性胆管炎を考えますが，急性胆嚢炎では黄疸が必ずみられるとは限りませんので，Charcot 3 徴を踏まえると，急性胆管炎が第一に考えられると思います．

M：そうですね．Charcot 3 徴は急性胆管炎の診断において，非常に高い特異度を示し，この所見を認めた場合には急性胆管炎が強く疑われますが，感度は低く，Charcot 3 徴のみでの急性胆管炎の拾い上げは難しいと言われています．実際，急性胆管炎で Charcot 3 徴すべてを認めた症例は 50 ～ 70％と報告されていることが多いのです．症状と身体所見，血液所見から急性胆管炎が考えられますが，さらに原因を含め診断を確定するための次の検査は何がよいでしょうか？

G：**CQ 65** に超音波検査が有用な代表的疾患として胆石・急性胆嚢炎などの胆道疾患と記載されています．急性胆管炎の原因としては総胆管結石が多く，CT で描出されない結石もありますし，まずは結石の有無の確認や胆管拡張などの評価として，侵襲の少ない腹部超音波検査がよいと思います．

M：それでは，超音波検査の結果を見てみましょう．

腹部超音波検査所見（Box 2）：

肝両葉の肝内胆管も拡張（矢頭）と中部胆管に音響陰影を伴う高エコー域（矢印）を認める．同部より肝門部側の胆管も拡張している．また，胆嚢は腫大しているが，胆嚢壁の肥厚や周囲脂肪織濃度の上昇は認めない．膵臓，脾臓，両側腎臓に明らかな異常所見はない．

G：超音波所見から総胆管結石による急性胆管炎でよいと思います．ただ，結石による音響陰影のため，一部描出されていない部分があります．また，急性胆管炎は肝膿瘍を合併することが多いので，他の合併症の診断も含めて，腹部造影 CT 検査も必要かと思います．

M：はい，確かに音響陰影で一部描出されていない部分がありますね．**CQ 67** には単純CTにおける総胆管結石の診断能は高いと記載されています．しかし，造影CTでは総胆管と結石とのコントラストが低下するため注意が必要とあります．では，腹部CT検査を見てみましょう．

腹部CT検査所見（Box 3）：

単純では中下部胆管に高吸収域を認め（矢印），その上流胆管および両葉肝内胆管の軽度拡張を認める．動脈相で，肝実質に不均一に散在する斑状の高吸収域を認める．また，拡張した総胆管の壁は造影効果を有している（□内の矢頭）．膵臓，脾臓，両側腎臓，腸管に明らかな異常所見はない．

G：腹部超音波とCT検査から悪性疾患や良性狭窄はないので，総胆管結石による急性胆管炎が考えられます．とくに，右上腹部痛と発熱，黄疸といったCharcot 3徴を認めているので，急性化膿性胆管炎と診断できます．

M：これまではCharcot 3徴は，急性胆管炎の確定診断でした．しかし，

Box 2　腹部超音波検査所見

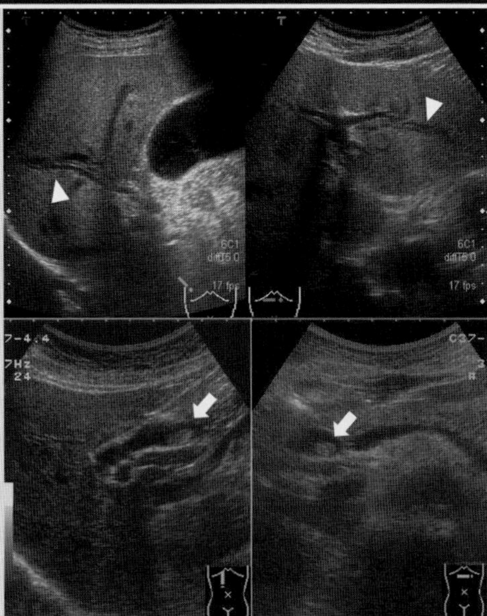

Charcot 3 徴は非常に高い特異度を示し，これを認めた場合には急性胆管炎が強く示唆されますが，感度は低く，急性胆管炎の拾い上げは困難であるとされています．確かに，実際には Charcot 3 徴を認めない急性胆管炎が多く経験され，最近になって，Charcot 3 徴の限界を検査所見で補うという考えをもとに診断基準が改定されています（**Box 4**）．この診断基準では，臨床症状と合わせ，血液検査と画像所見も重要になります．ちなみに，Charcot 3 徴にショックや意識障害を伴ったものを Reynold 5 徴（**Glossary 2**）といって，この場合は急性閉塞性化膿性胆管炎が考えられます．ただ，Reynold 5 徴すべてがそろうことは非常にまれなんです．

診断基準と照らし合わせながら，この症例について見てみましょう．

発熱と白血球数高度増多・CRP 上昇を認め，かつ黄疸と肝機能検査異常も認め，さらに画像所見で総胆管結石と胆管拡張を認めました．全身の炎症所見，

Box 3　腹部 CT 検査所見

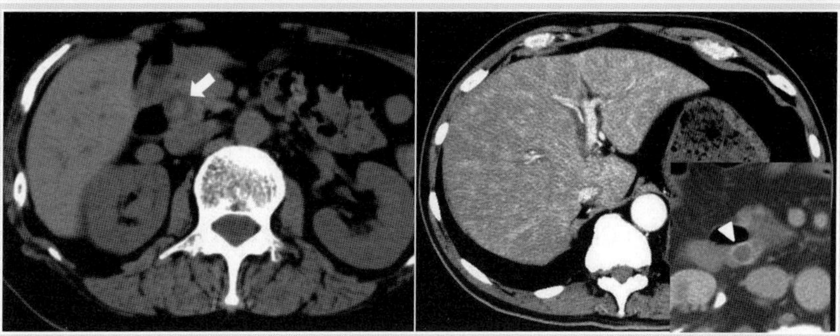

Box 4　急性胆管炎診断基準

A. 全身の炎症所見
　(1) 発熱（悪寒戦慄を伴うこともある）
　(2) 血液検査：炎症反応所見
B. 胆汁うっ滞所見
　(1) 黄疸
　(2) 血液検査：肝機能検査異常
C. 胆管病変の画像所見
　(1) 胆管拡張
　(2) 胆管炎の成因：胆管狭窄，胆管結石，ステント，など

確診：A のいずれか +B のいずれか +C のいずれかを認めるもの
疑診：A のいづれか +B もしくは C のいずれかを認めるもの

文献[1]より引用・改変

胆汁うっ帯所見，胆管病変の画像所見の全てを満たしていたので，急性胆管炎と確定診断できます．

この症例は乳頭開口部より濃胆汁の流出を認め，EST（内視鏡的乳頭括約筋切開術）を行いバスケットカテーテルで結石（矢印）を除去しました（**Box 5**）．

最終診断：総胆管結石による急性胆管炎

High-value Care & Low-value Care

高価値な医療

- 詳細な問診と身体診察，適切な検査から急性胆管炎を確定診断し，速やかに適切な抗菌薬の投与や胆道ドレナージを行う．

低価値な医療

- 十分な問診や診察を行わず，上部消化管疾患を疑い，先に上部消化管内視鏡検査を行ってしまう．

Glossary

1） **Charcot 3 徴（右季肋部痛，発熱，黄疸）：**急性胆管炎などの胆道感染症で特徴的にみられる３つの症状．

2） **Reynold 5 徴：**Charcot 3 徴にショック，意識障害（精神症状）を加えた5つの症状．

Box 5　内視鏡所見と逆行性胆管造影検査所見

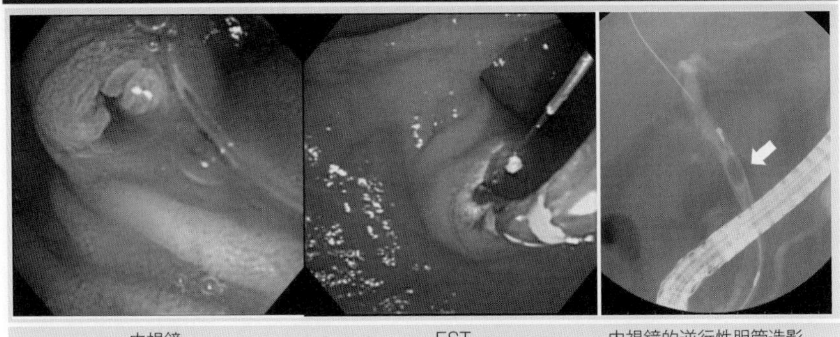

Short Lecture：急性胆管炎

急性胆管炎は胆管閉塞・胆道感染により発症する急性胆道感染症である．病因としては，何らかの胆管閉塞に伴い，胆汁うっ滞が生じ，胆汁への感染（多くは細菌感染）が成立し胆管炎を発症する．さらに胆道内圧の上昇により胆汁中の細菌・エンドトキシンが胆管から肝静脈へ逆流し，敗血症・エンドトキシン血症を引き起こすと，ショック・血管内播種性凝固症候群・多臓器不全などを呈するようになる．

胆管閉塞の原因は，胆管結石によるものが約半数と多く，落下結石もある．落下結石では診察時にはすでに排石され，総胆管内に結石を認めないことがあり，造影CTによる造影効果を伴う胆管壁の肥厚や動脈相で肝実質の不均一濃染（**Box 3, 6**）が診断に有用となる場合もある．他に良性・悪性胆道狭窄や胆道の吻合部狭窄，胆道ステント閉塞が原因となる場合や，まれだが，Mirizzi症候群，Lemmel症候群なども原因となり得る．

診断が確定した場合は速やかな治療が重要で，経内視鏡的もしくは経皮経肝的胆道ドレナージ，適切な抗菌薬の投与となる．起因菌の多くは腸内細菌とされ，好気性菌では，E.coli，クレブシエラなど，嫌気性菌ではクロストリジウムなどが高頻度に分離される．ドレナージの際に胆汁を採取，培養し薬剤感受性の結

Box 6　他症例の造影CT検査所見（動脈相）

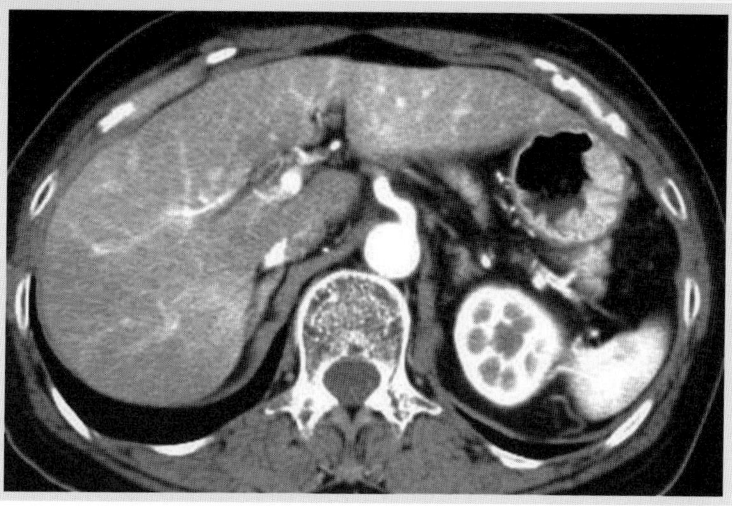

果により起因菌に合った抗菌薬を選択することが大切である．ドレナージを行なうと臭い膿状の胆汁が採取される．ドレナージについては，内視鏡的胆道ステントによるドレナージが推奨され，内視鏡的ドレナージが困難な症例では経皮経肝的胆道ドレナージが行われる．最近，外科的ドレナージはまれだが，非切除膵頭部癌などの悪性疾患では重症胆管炎を除いた一部の症例で肝管空腸吻合術が行われる場合もある．内視鏡的ドレナージでは，経鼻胆道ドレナージ(ENBD) と胆管ステント留置があるが，診療ガイドラインではどちらを用いても良いとなっている．ただ，ENBD の場合は経鼻チューブ留置により患者に不快感を持たせる可能性や，高齢の患者ではチューブを自己抜去してしまう危険がある．このような胆道ドレナージ法が確立されてから，急性胆管炎における死亡率は著明に低下しているので，急性胆管炎における胆道ドレナージは非常に重要で，早急かつ的確な診断とタイミングでドレナージすることが必要である．

Recommendations

- Charcot3 徴は急性胆管炎の診断に重要な所見であるが，診断基準では 3 徴のみで確定診断できない症例を客観的な検査所見で補っている．
- 急性胆管炎と診断されたら胆道ドレナージが重要で，特に内視鏡的ドレナージが推奨されている．

学習のキーポイント

□ **右上腹部痛をきたす疾患を鑑別する．**

■ 発熱を伴う疾患

■ 黄疸を伴う疾患

□ **急性胆管炎の症状と検査所見．**

■ 右上腹部痛・発熱・黄疸

■ 胆管病変の画像診断所見

References

1) 急性胆管炎・胆嚢炎診療ガイドライン改訂出版委員会：急性胆管炎・胆嚢炎の診療ガイドライン 2018, 医学図書出版．

2) Arai K, Kawai K, Kohda W, et al: Dynamic CT of acute cholangitis: early inhomogeneous enhancement of the liver. AJR Am J Roentgenol. 2003 ; 181 (1) : 115-8.

3) Catalano OA, Sahani DV, Forcione DG, et al: Biliary infections: spectrum of imaging findings and management.Radiographics. 2009 ; 29 (7) : 2059-80.

Highlight

Right upper abdominal pain accompanied with disorientation: is it gastrointestinal bleeding?

Patient: a man in his sixties

Chief complaint: right upper abdominal pain and disorientation

Present history of illness: He suddenly experienced right upper abdominal pain while visiting a customer's office in the afternoon on the day. Standing in the train, he kept still for a while. Moreover, he experienced disorientation. After getting off the train at a station on the way, he found himself sitting on the platform. A station crew requested an ambulance, and was carried to the outpatient clinic of the author's hospital.

Physical findings : height 176 cm, weight 66 kg, blood pressure 128/82 mmHg, pulse rate 88 /minute・regular, respiratory rate 18 /minute, temperature 38.9 ℃ . His consciousness was clear. He had yellowing of the skin. He didn't have anemia in his palpebral conjunctiva. He had yellowing in his bulbar conjunctiva. His cardiac sound was normal and his respiratory sound was clear. His abdomen was flat and there wasn't rise and decrease in his intestinal murmur. He had tenderness in his upper abdomen and had mild peritoneal irritation sign.

Although Charcot's triad is the crucial sign for the diagnosis of acute cholangitis, the Practice Guidelines for Primary Care of Acute Abdomen 2015 covers, by objective findings of clinical tests, cases which can't be definitely diagnosed by only Charcot's triad. When diagnosed as acute cholangitis, it is recommended to carry out biliary drainage, in particular endoscopic drainage.

（塩澤 一恵）

Case14 黄疸を伴う心窩部痛 ー胆管拡張像がない？

Words of Acute Abdomen

「沈黙の臓器」の声を聴く.

CHALLENGE CASE

患　者： 30 歳代，女性.

主　訴： 心窩部痛，嘔気，嘔吐

現 病 歴： 10 日前から心窩部痛と嘔気が出現した．食欲も低下し，やや下痢気味で，2 ～ 3 回の嘔吐もみられたため近医を受診した．近医で施行した採血で AST 2005 U/L，ALT 3020 U/L，γ -GTP 210 U/L と肝胆道系酵素の上昇を認め，精査加療目的で当院に紹介となった.

既 往 歴： 特記すべきことなし.

渡 航 歴： 1 か月前にヨーロッパ旅行

身体所見： 身長 168.2 cm，体重 51.7 kg，血圧 111/68 mmHg，脈拍 80 回 / 分・整，体温 37.2 ℃．意識清明．皮膚黄染あり．眼瞼結膜に貧血はなく，眼球結膜に黄染あり．胸部は心音純，呼吸音清．腹部は平坦で腸雑音は亢進 / 減弱なし．心窩部から右季肋部に圧痛を認める．反跳痛や筋性防御はない.

Tutorial

（指導医 M）：今回は，若い女性の腹痛患者さんです．主訴から考えると，どのような疾患が鑑別に挙がりますか？

（総合診療研修医 G）：CQ 3 によると，女性の腹痛の原因として頻度の高い疾患は，腸閉塞，骨盤内炎症性疾患，卵巣茎捻転などと記載されています．ただ，40 歳以下に限定すると産婦人科系疾患が 45％に及ぶとされています．

M：なるほど，若い女性の場合には必ず産婦人科系疾患を念頭に置かないと誤診に繋がりますね．この患者さんの痛みの部位は，下腹部ではなく心窩部のようですが，どのような疾患が考えられますか？

G：CQ 78 に記載されている心窩部痛の鑑別疾患には，消化器系疾患・血管系疾患・尿路系疾患と呼吸器系疾患などのその他に分類されています．その中でも食道・胃・十二指腸・胆道系疾患が多いと記載されています．

M：先程，40 歳以下の女性では産婦人科系疾患が多いとされていましたが，上腹部に痛みをきたす産婦人科系疾患には，何かありますか？

G：CQ 77 に右上腹部痛の鑑別疾患が記載されていますが，その他の疾患としてFitz-Hugh-Curtis 症候群（FHCS）が入っています．確かこの症候群は，淋菌やクラミジア・トラコマティスによる肝周囲炎で性感染症の一つだったと思います．

M：そうですね，主訴は心窩部痛ですが，若い女性ですので FHCS も鑑別に入れた方が良いですね．

それでは，次に身体診察所見をみてみましょう．

G：まず気になるのは皮膚の黄染で，黄疸の存在が示唆されます．上腹部には軽度の圧痛はありますが，平坦で腸雑音も正常です．嘔吐があったようですが腹部膨隆はなく，やや下痢気味とのことですので腸閉塞は否定的です．

M：黄疸を伴う上腹部痛ということですね．先程のFHCSはいかがですか？

G：FHCSの病態は肝周囲の炎症であり，肝炎ではないので黄疸はきたさないと思います．やはり胆道系疾患が考えられます．

M：わかりました．それでは検査所見をみてみましょう．

血液・尿検査所見（Box 1）：総ビリルビン5.6 mg/dL，直接ビリルビン4.3 mg/dL，AST 2273 U/L，ALT 3192 U/L，LDH 1841 U/L，ALP 481 U/L，γ-GTP 93 U/Lと肝胆道系酵素の著明な上昇を認めている．その他には明らかな異常所見はない．

G：肝胆道系酵素が著明に上昇しています．心窩部から右季肋部に圧痛を認めていますが，一般的には肝臓は症状が出ない臓器として有名ですよね．黄疸もありますし，やはり肝臓より胆道系疾患の可能性が高いと思います．

M：そうですか，わかりました．では，次に必要な検査は何でしょう？

Box 1　血液・尿検査所見

【血算】	
WBC	6,400 /μL
RBC	435 × 10^4 /μL
Hb	13.9 g/dL
Ht	43.2 %
PLT	16.8万 /μL
【尿】	
比重	1.02
pH	5.0
蛋白	（−）
糖	（−）
潜血	（−）
ビリルビン	（+）
ウロビリノーゲン	（±）

【生化学】			
T-P	7.1 g/dL	T-cho	130 mg/dL
ALB	3.7 g/dL	TG	83 mg/dL
T-Bil	5.6 mg/dL	BUN	7 mg/dL
D-Bil	4.3 mg/dL	Cr	0.65 mg/dL
AST	2273 U/L	血糖	90 mg/dL
ALT	3192 U/L	Na	140 mM
LDH	1841 U/L	K	4.1 mM
ALP	481 U/L	Cl	104 mM
γ-GTP	93 U/L	CRP	0.51 mg/dL

G：この患者さんは妊娠していないとのことでしたが，CQ 65 に記載されているように，若い女性であり，放射線被ばくを避けることが望ましいと思われますので，まずは超音波検査が良いと思います．

M：そうですね．超音波検査は若年女性における急性腹症のスクリーニング検査として推奨されています．

腹部超音波検査所見（Box 2）：

肝臓は軽度腫大し，門脈周囲はやや厚く高エコーを呈する（矢頭）．胆嚢壁は全周性に肥厚し（矢印），内腔は虚脱している．胆石や胆管内に結石は認めず，肝内胆管や総胆管の拡張はない．

G：超音波所見では，胆石や胆管拡張は認めませんでした．黄疸があるので，てっきり胆管拡張があるものと思い込んでいました．

M：血液検査を見直してみましょう．ビリルビン値の上昇はありますが，それ以上にトランスアミナーゼがかなり上昇していますね．

G：胆道系疾患ではなく肝疾患が疑わしいということですね．でも，肝臓は「沈黙の臓器」と言われています．腹痛や圧痛は出現するのでしょうか？

M：確かに肝臓は「沈黙の臓器」と言われていますが，CQ 78 に記載されているように，肝炎などの肝疾患は，心窩部痛をきたす疾患の鑑別に挙がります．

Box 2　腹部超音波検査所見

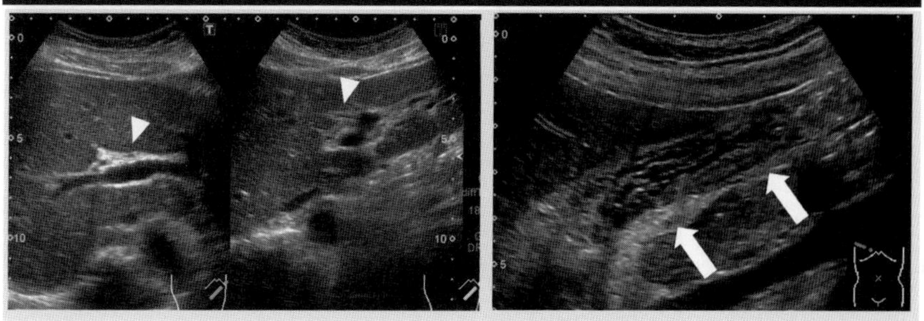

急性肝炎による肝腫大や，肝細胞癌増大による肝被膜の進展により痛みが出ることがあります．

実は，この超音波検査所見は，急性肝炎の特徴的な所見です．では，これらの所見は何を表しているでしょうか？

G：門脈周囲がやや厚く高エコーであるのは，グリソン鞘周囲の浮腫状変化を表しています．胆嚢壁の肥厚や内腔の虚脱は，胆汁分泌低下による胆嚢拡張不全，低アルブミン血症，リンパ流のうっ滞，肝の炎症波及などの影響だと思います．

M：正解です．素晴らしいですね．それでは腹部CT検査所見もみてみましょう．

腹部造影CT検査所見（Box 3）：

肝臓はやや腫大し，門脈周囲に低吸収域(periportal collar sign，**Glossary**)を認める（矢頭）．胆嚢内腔の虚脱し，胆嚢壁は浮腫状に肥厚（漿膜下浮腫）している（矢印）．膵臓，脾臓，両側腎臓，腸管に明らかな異常所見はない．

Box 3　腹部造影CT検査所見

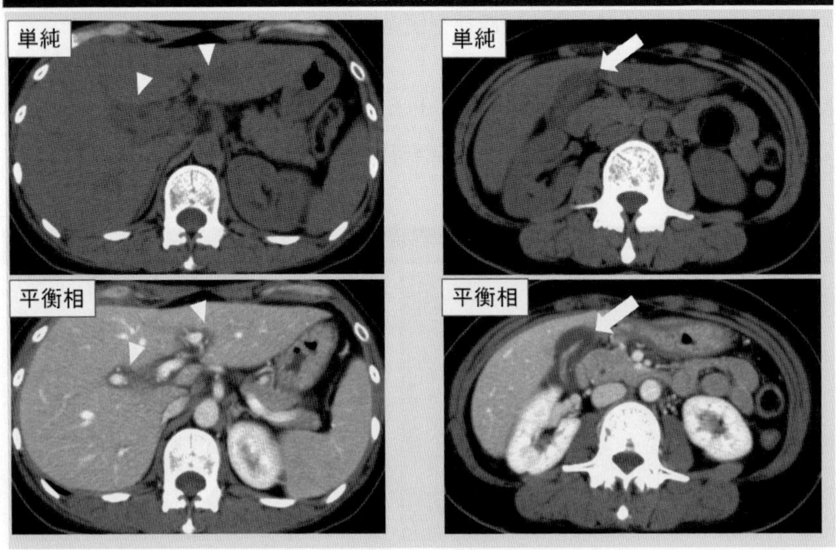

G：CT でも超音波検査と同様の所見でした.

M：そうですね. 超音波や CT で認められる胆嚢壁の肥厚を急性胆嚢炎と間違って診断されることもあり注意が必要です. これまでの検査所見から急性肝炎が最も考えられます. 急性肝炎には様々な原因があります. 急性肝炎の原因は問診からある程度絞ることが可能です. 急性肝炎を疑ったときに, どのような情報を聞き出すことが必要でしょうか？

G：急性肝炎に多い原因としては, まず, 肝炎ウイルスによるものが考えられます. A 型, B 型, C 型, D 型, E 型があり, その中で急性肝炎の発症頻度が高いものは A 型と B 型だと思います. 感染経路としては, A 型は経口感染, B 型は成人発症の場合, 血液感染によるものが多いので, 問診である程度予想をたてることができるのではないかと思います. A 型肝炎では生ガキの摂取が多いと聞きます. 他に, 輸血の有無や性交渉, 海外渡航などについてですかね.

M：そうですね. 近年では特に, ジビエ料理（イノシシなどの野生動物の摂食）が人気で, E 型肝炎の患者さんを診察する機会も増えています. それと, なかなか聞きづらいことですが, 性交渉歴は重要ですね. 2000 年以降, 性感染症が増加し, 特に不特定多数や同性間の性交渉などの問診も必要になります. 他に入れ墨の有無, 注射の回し打ちなども聞いた方がよいですね. では, 肝炎ウイルス以外ではどのような原因があるでしょう？

G：EB ウイルスや薬剤性があると思います. 確か EB ウイルスは若い人で, 咽頭痛を伴うことが多く, 薬剤性は抗菌薬や解熱剤などが多かったと思います.

M：はい. EB ウイルスは kissing disease とも言われ, 乳幼児期に初感染を受けた場合は不顕性感染であることが多いのですが, 思春期以降に感染した場合には急性肝炎を発症することが多いです. 薬剤性は病院で処方されたものの他に, 最近ではサプリメントやトレーニング中のプロテインなどでも肝障害をきたすことがあります. 処方薬以外にサプリメントの摂取を聞くことも重要です. 他には, 自己免疫性肝炎が急性肝炎様に発症することもあります. この患者さんは, どうだったでしょう？問診から何か特徴的なことはありましたか？

G：食事歴では原因となるようなものはなく，特定のパートナーはいるようですが，不特定多数との性交渉はなかったようです．新しく開始した薬やサプリメントもなかったです．ただ，1か月前にヨーロッパ旅行をしています．

M：では，この患者さんのウイルスや抗体の結果をみてみましょう．

HBs 抗原検査：陽性
HBs 抗体検査：陰性
HBe 抗原検査：陽性
HBe 抗体検査：陽性
IgM-HBc 抗体検査：陽性
HBV-DNA 定量検査：3.6 LogIU/mL
HBV ゲノタイプ検査：C
他のウイルスや抗体に異常はなし．

最終診断：B 型急性肝炎

G：B 型肝炎ウイルスが原因でしたか．どこで感染したのでしょう….

M：まずは性交渉によるものを疑いますが，プライベートなことでもあり，なかなか本当のことを教えてくれない場合もあります．ただ，B 型急性肝炎は劇症化することもあるので，パートナーや家族への病状説明や，場合によってはパートナーのウイルス感染も調べる必要がでてくることもあります．患者さんのプライベートに踏み込むことも必要となるため，患者さんとの信頼関係を築くことが重要となりますね．

G：はい，わかりました．

・・・・・・・・・・・・・・・・・・・・・・・・・・・・・・・・・・・・

G：先生，患者さんにもう少し詳しく話を聞いてきました．ヨーロッパ旅行中にたまたま出会った日本人男性と一夜を過ごしたそうです．

High-value Care & Low-value Care

高価値な医療：

・ 肝障害が著明な肝胆道系酵素の上昇を認めた場合，急性肝炎を念頭におき，速やかに超音波検査を施行する．

低価値な医療：

・ 腹痛と肝胆道系酵素の上昇から，胆道系疾患のみを疑い，とりあえず内視鏡的逆行性胆管膵管造影を選択する．

Glossary：periportal collar sign

急性肝炎時などに造影CTで認める胆管拡張以外の門脈周囲に沿った低吸収の帯状域のことで，組織学的には門脈域に生じた炎症性変化やリンパ浮腫とされている．

Short Lecture：B型急性肝炎の治療

B型急性肝炎は自然治癒傾向の強い疾患であり，9割以上の症例が無治療のままHBs抗原陰性，引き続いてHBs抗体陽性となる．このような症例に対して基本的に治療は不要である．経口摂取が不十分な場合には輸液を行う．肝炎の改善を目的に副腎皮質ステロイド薬やグリチルリチン製剤を投与することは肝炎の遷延化，慢性化につながる可能性があり，慎むべきである．

急性肝炎重症型(プロトロンビン時間40%以下)の症例に対してはラミブジンの投与が有効である．現時点ではプロトロンビン時間が40%以下になる前を目安としてラミブジンを投与することが推奨される．ラミブジンはHBs抗原が陰性化した段階で中止する．なお，急性肝炎重症型に対するエンテカビルの投与に関しては十分なエビデンスがない．

従来，本邦のB型急性肝炎はゲノタイプCが大半を占めていたが，2000年以降，性感染症としてのゲノタイプA（欧米型）の急性肝炎が増加している．ゲノタイプAは急性肝炎発病後，高ウイルス量の期間が長く，遷延化，持続感染化の確立が他のゲノタイプより高いといわれており，本邦ではHBVゲノタイプAの急性肝炎に対する慢性化阻止目的の核酸アナログ投与は有用とされている．

Recommendations

肝疾患は一般的に症状が現れづらいと言われているが，急性肝炎など肝腫大を認める際は肝被膜が伸展され疼痛を認める．著明な肝障害を伴う心窩部痛を認めた際は急性肝炎も念頭に入れ診断を進める．

学習のキーポイント

□ **「沈黙の臓器」の声を聴く.**
- ■ 腹痛と黄疸をきたす病態
- ■ 肝疾患と胆道系疾患の鑑別

□ **急性肝炎の診断のポイント**
- ■ 各種肝炎の原因について述べることができる.
- ■ 画像所見の特徴を理解する.

References

1) 丸山憲一 : 急性肝炎 . 臨床検査増刊号 . 2020 ; 334-338.
2) Lawson TL, et al: Periportal halo: a CT sign of liver disease. Abdom Imaging. 1993 ; 18 : 42-46.
3) B 型肝炎治療ガイドライン (第 3.2 版). 日本肝臓学会肝炎診療ガイドライン作成委員会編 . 2020 年 7 月 .
4) Matsuura K, et al: Distribution of hepatitis B virus genotypes among patients with chronic infection in Japan shifting toward an increase of genotype A. J Clin Microbiol. 2009 ; 47 : 1476-1483.

Highlight

Epigastric pain accompanied with jaundice: Isn't there bile duct dilation image?

Patient: a woman in her thirties

Chief complaint: epigastric pain, vomiting, nausea

History of present illness: The patient had experienced epigastric pain, vomiting and nausea from 10 days before. Also she had experienced appetite loss and a touch of diarrhea along with a few instances of vomiting, so she visited a local clinic. Blood tests conducted there revealed AST 2005 U/L, ALT 3020 U/L, γ-GTP 210 U/L and a rise of Hepatobiliary system enzymes so she was referred to the author's hospital for more careful examinations.

Medical history: there weren't any abnormalities.

Travel history: travel to Europe a month before

Physical findings: height168.2 cm, weight 51.7 kg, blood pressure 111/68 mmHg, pulse rate80 /minute・regular, temperature 37.2 ℃. Her consciousness was lucid. She had xanthoderma, and didn't have anemia in her bulbar conjunctiva but had conjunctival icterus. Her cardiac sound was regular, breath sounds clear. Her abdomen was flat and there wasn't rise and decrease in her intestinal murmur. She had tenderness in the region of epigastric and right hypochondrium, and didn't have rebound tenderness or muscular defense.

In general, liver disease may not reveal its symptoms easily. However, when hepatomegaly is revealed by acute hepatitis, pain is experienced with extending of liver capsule. So, in case of a patient with epigastric pain accompanied with liver disorder, acute hepatitis should be kept in mind for the diagnosis.

（塩澤 一恵）

Case15　発熱，右上腹部痛を伴う多発肝腫瘤 ―肝膿瘍？悪性腫瘍？

Words of Acute Abdomen

再度確認，肝腫瘤陰影の質的診断は容易ではない．

CHALLENGE CASE

患　者： 70歳代，男性．

主　訴： 発熱，右上腹部痛

病　歴： 1か月前から食思不振が出現していた．数日前から発熱と右上腹部痛も出現したため，近医を受診した．血液検査で著明な炎症反応を認め，腹部超音波検査を施行したところ，多発性肝腫瘤を認めたため，精査加療目的に当院へ紹介となった．

既往歴： 肺梗塞と高血圧で内服加療中，糖尿病で食事療法中である．

内服薬： ノルバスクOD錠®（アムロジピン），ブロプレス錠®（カンデサルタン），デパス錠®（エチゾラム），ワーファリン®（ワルファリンカリウム）

身体所見： 血圧156/79 mmHg，脈拍84回/分，体温37.7 ℃．SpO_2 96 %（room air）．意識清明．眼瞼結膜に貧血はなく，眼球結膜に黄染はない．胸部は心音純，呼吸音清．腸雑音は亢進・減弱なし．腹部は平坦で全体的に軟らかい．右上腹部に圧痛を認める．反跳痛は認めない．Murphy徴候はなく，CVA叩打痛もない．肝・脾・腫瘤は触知しない．

Tutorial

（総合診療研修医 G）：先生，先ほど他院から依頼があった患者さんが救急外来に到着しました．こちらが紹介状です．

> 平素より大変お世話になっております．
> 患者様は，発熱，右上腹部痛，食思不振で受診されました．血液検査にて炎症反応の上昇を認め，腹部超音波検査を施行したところ，肝に約 6cm の腫瘤を認め，その近傍にも 2 cmの腫瘤を 2 か所認めました．ご多忙中大変恐縮ですが，ご高診ご加療のほどよろしくお願いいたします．

（指導医 M）：食思不振から始まった発熱と炎症所見を伴う右上腹部痛の患者です．鑑別疾患には何が挙がりますか？

G：**CQ77** には，右上腹部痛の鑑別すべき疾患の記載があります．消化器系，血管系，尿路系，腎・副腎疾患をはじめ，呼吸器疾患や Fitz-Hugh-Curtis 症候群なども挙げられています．

M：日常遭遇する頻度の高い疾患には，どんなものがありますか？

G：やはり，食道・胃・十二指腸疾患と肝胆道系疾患が多いとされています．
そうすると，胃・十二指腸潰瘍や胆石・胆嚢炎が挙げられると思います．

M：既往歴に肺梗塞でワーファリン内服中とあります．肺血栓塞栓症でも右上腹部痛を訴える場合があると思いますが，いかがですか？

G：既往歴の肺梗塞についての詳細はわかりませんが，診察時には，呼吸困難や胸痛などの症状はありませんし，SpO_2 は room air で 96 %ありますので，今回は否定的だと思います．

M：心膜炎の可能性はいかがですか？

G：発熱はありますが，先行する感冒症状や胸痛もありません．それに心膜摩擦音も認めませんでした．

M：尿路系疾患の可能性はいかがですか？

G：発熱があるので，腎盂腎炎は否定できませんが，明らかな背部痛や叩打痛はありませんでした．

M：呼吸・循環・尿路系疾患は，考えにくいようですね．次の検査はどうしましょうか？

G：炎症所見を伴う右上腹部痛なので，消化性潰瘍より肝胆道系疾患の検索が必要と思います．まずは血液検査と腹部超音波検査を行いたいと思います．

M：わかりました．それでは検査結果を見てみましょう．

. . . .

G：血液検査所見（**Box 1**）です．白血球数が 7,500 /μL と正常範囲内ですが，分画では好中球が 77.9 %, CRP が 12.8 mg/dL と上昇しています．肝酵素は正常で，黄疸も認めませんが，ALP 392 U/L，γ-GTP 62 U/L と胆道系酵素の上昇がみられます．Hb10.0 g/dL と貧血を認めます．また，Alb2.5 g/dL と低値ですが，

Box 1　血液検査所見

【血算】		【生化学】			
WBC	7,500 /μL	CRP	12.8 mg/dL	T-Bil	0.5 mg/dL
seg	77.9 %	Na	138 mM	GOT	31 U/L
lymph	16.6 %	K	3.5 mM	GPT	32 U/L
mono	4.3 %	Cl	104 mM	LDH	388 U/L
eosin	0.9 %	TP	7.1 g/dL	ALP	392 U/L
baso	0.3 %	Alb	2.5 g/dL	γ-GTP	62 U/L
		BUN	11 mg/dL	血糖	191 mg/dL
RBC	3.48×10^6 /μL	Cr	0.82 mg/dL	HbA1c	7.1 %
Hb	10.0 g/dL				
Ht	30.8 %				
PLT	23.5 万 /μL				
PT(INR)	5.00				

おそらく1か月前からの食思不振の影響で低栄養になったのではないかと思います．それから血糖が 191 mg/dL と高く，HbA1c が 7.1 %と上昇しています．

M：なるほど，炎症所見と胆道系酵素の上昇が気になりますね．腹部超音波検査（**Box 2**）ではいかがでしたか？

G：肝臓の S8 に約 6.5 cmの腫瘤（矢頭）を認め，その近傍にも約 2 cmの腫瘤（矢印）を認めました．腫瘤は全体的に低エコーで，内部に一部高エコーを認めます．画像的には，肝膿瘍が疑われます．肝内に複数個存在しているので化膿性だと思います．

M：確かに化膿性肝膿瘍が疑われますね．

G：膿瘍の径が 5 cm以上と大きいので穿刺ドレナージ術の適応だと思います．準備が整い次第行おうと思いますので，患者さんに穿刺ドレナージの説明をしてきます！

M：まあまあ，そう急がないで．肝膿瘍であれば，ドレナージがとても良い方法だと思います．内容物の性状を目視でも確認できますし，それを培養検査に提出することで起因菌の同定も可能ですからね．でも，他に鑑別すべき疾患はありませんか？

Box 2　腹部超音波検査所見

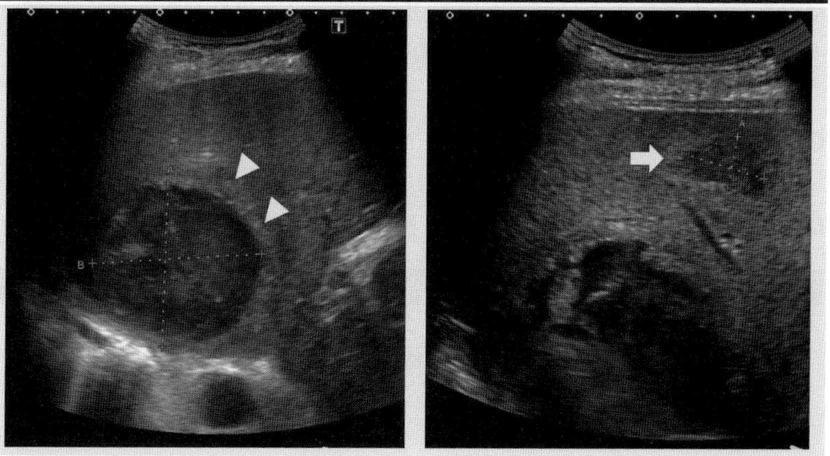

G：そうですね… 膿瘍でなければ腫瘍でしょうか？悪性腫瘍の可能性もあるかもしれないですね.

M：悪性腫瘍であった場合，穿刺することで播種のリスクが出てきます．膿瘍であると確信が持てなければドレナージは行えませんね．そのためにはどんな検査が必要でしょう？

G：腫瘍マーカーや腹部 CT 検査が必要かと思います.

M：では検査所見を見ていきましょう.

・・・

G：先生，大変です！腫瘍マーカーの AFP と CEA，CA19-9 は，正常範囲でしたが，PIVKA- Ⅱが 23,593 mAU/mL と異常高値です（**Box 3**）．膿瘍ではなく肝細胞癌でしょうか？

M：確かに PIVKA- Ⅱが高いですね.

G：いや～，穿刺ドレナージをしなくて本当に良かったです.

M：そうとも限りませんよ．PIVKA- Ⅱが上昇するのは肝細胞癌が存在するときのみでしょうか？他に上昇する要因はないですか？

G：肝細胞癌以外ですか？何だろうな？

M：PIVKA- Ⅱは，ビタミン K 欠乏や拮抗作用によっても上昇します．この患

Box 3　腫瘍マーカー

AFP	1.2	ng/mL
PIVKA- Ⅱ	23,593	mAU/mL
CEA	1.4	ng/mL
CA19-9	8.1	U/mL

者さんはワーファリンを内服されていますね.

G：あっ，そうでした．それならPIVKA-Ⅱが異常高値でも説明がつきます.

M：そうですね．おそらくワーファリンの影響で上昇しているものと思います．また，ワーファリン以外にも，閉塞性黄疸のときやN-methyltetrazolethiol基（N-MTT基）を持つセフェム系抗菌薬，あるいはアルコール多飲でも上昇することがあります.

G：そうすると，PIVKA-Ⅱが高いからと言って肝細胞癌と診断するには，早計かもしれないということですね.

M：腫瘍マーカーのみでは，鑑別が難しいですね．
では，腹部CT検査は，どんな所見でしたか？

G：はい，まず腹部単純CT（**Box 4**）では，肝S8に内部が低吸収域でさらに辺縁も周囲肝よりも低吸収域を呈する10 cm弱の巨大腫瘤を認めました．また，その右側肝辺縁（矢印）と尾側（矢頭）にも約2 cmの低吸収域を認めています．先ほどの腹部超音波検査よりも大きくなっています.

Box 4　腹部単純CT検査所見

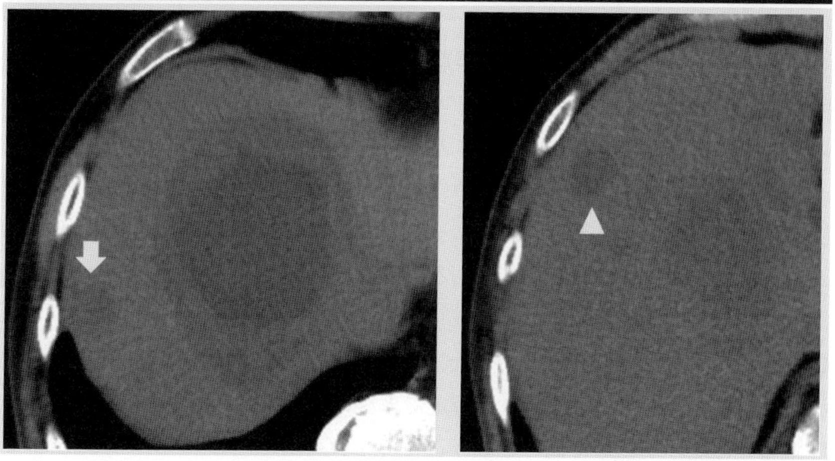

M：腹部造影 CT では，いかがでした？

Box 5 腹部造影 CT 検査所見

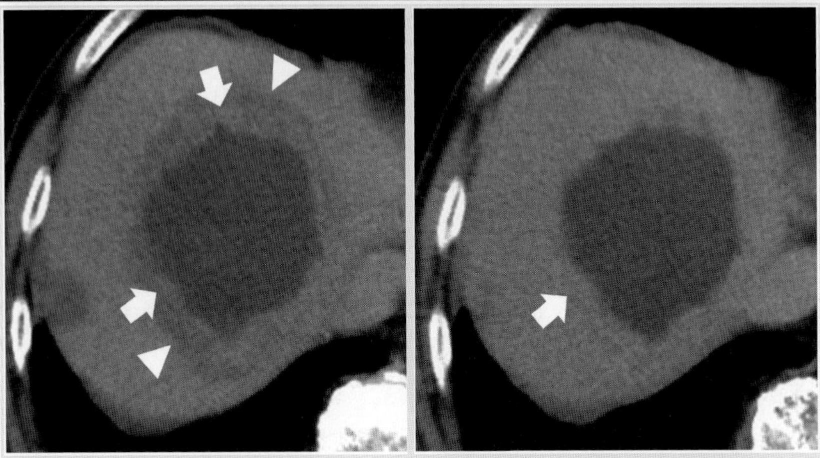

動脈相 平衡相

G：肝 S8 の巨大腫瘤は動脈相で，内部の低吸収域の周囲に高吸収域を認め，リング状にみえます．

M：そうですね．単純ではメインの腫瘤は内部の低吸収域と，これを取り囲む軽度低吸収域により形成される二重構造を呈していました．動脈相では中心部の低吸収域周囲にリング状の高吸収域（矢印）とその周囲に低吸収域（矢頭）が単純 CT より明瞭に描出される，いわゆる double target sign（**Glossary**）を認めます．平衡相では外側の低吸収域が肝実質と同程度かやや強く造影（矢印）され，内部が明瞭に認識できます．また，中心部の CT 値は，単純と造影の両者で変化がありません．このことから肝膿瘍が疑われますね．

腹部超音波よりも大きくみえるのは，超音波で計測している低エコー領域は膿瘍腔なのでしょう．そしてよくみるとその周囲に高エコー領域（**Box 2**：矢頭）があります．これが CT で認められる周囲の軽度低吸収域なのだと思います．

G：はい．確かに CT での内部の低吸収域と同じ大きさですね．PIVKA-Ⅱが異常高値だったので，肝細胞癌も否定できないと思いましたが，CT 画像では，肝膿瘍の可能性が極めて高いということですね．

M：他に診断の手助けとなるような検査は何かありますか？

G：そうですねぇ．腹部造影超音波や EOB-MRI ですかね．

M：腹部造影超音波は侵襲が少なく，造影アレルギーや腎障害のある患者さんにも使用できるので良い検査ですよね．では，腹部造影超音波検査ではどのようにみえるでしょう．

・・・・・・・・・・・・・・・・・・・・・・・・・・・・・・・・・・・

M：腹部造影超音波検査（**Box 6**）はいかがでしたか？

G：はい，造影では腫瘤の内部は染まりませんが，周囲が染まっています（矢印）．これは腹部 CT と同じような所見です．

Box 6　腹部造影超音波検査所見

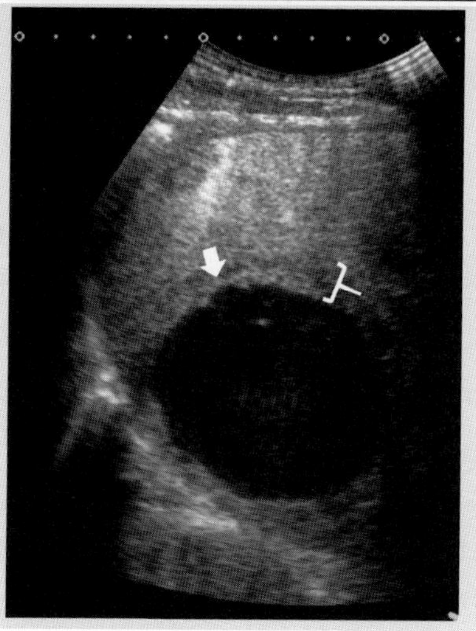

M：確かにCTの動脈相で認められるdouble target sign（┌┐）に相当する所見が観察されますね．中心部の不染帯は膿汁や壊死物質を反映するので，ある程度時間がたった膿瘍であることが予想されます．逆に発症早期のものは境界不明瞭な充実性腫瘤像を呈し，腫瘤の内部エコーは肝実質よりやや高エコーで，一部に低エコー域を伴い，微細な点状高エコーを混在することがあります．時間が経過すると膿汁や壊死物質が増えてくるので，低エコーが占める割合が大きくなります．

G：ではこの患者さんの肝膿瘍は，ある程度熟成された膿瘍ということですね．

M：面白い表現ですね．まさにその通りです．膿汁や壊死物質が少ない場合には，なかなかドレナージされない場合があります．しかし，この患者さんのように経過が経った膿瘍は容易にドレナージできることが予想されますので，まさに穿刺ドレナージの“やり頃”ということになります．

G：わかりました．まずはワーファリンを中止し，効果が切れたことを確認でき次第穿刺ドレージを行いたいと思います．

M：そうですね．そうしましょう．

経過

入院後より抗菌薬の投与を開始，第5病日に経皮経肝膿瘍ドレナージ(PTAD)を施行した(**Box 7**)．S8の腫瘤は初診時の超音波所見と比較し，内部はより低エコーとなっていた．排液は約40 mLで臭気を伴う白黄色調であった．培養にて*Fusobacterium*が検出された．第11病日にドレーンをクランプし，第13病日にはCRPの陰性化を確認したためドレナーンを抜去した．その後再燃せず，第16病日に退院となった．3か月後に外来で造影CT (**Box 8**)を施行し，主膿瘍や近傍の膿瘍は不明瞭化していた．歯科による診察では右大臼歯に下顎骨内 に進展した齲歯が認められ肝膿瘍の原因と考えられた．

Box 7　PTAD 検査所見

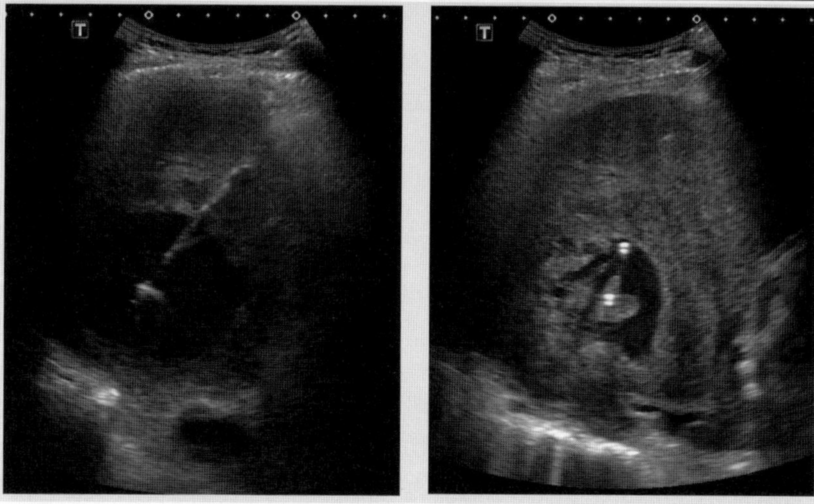

穿刺時　　ドレナージ留置後

Box 8　退院 3 か月後腹部造影 CT 検査所見

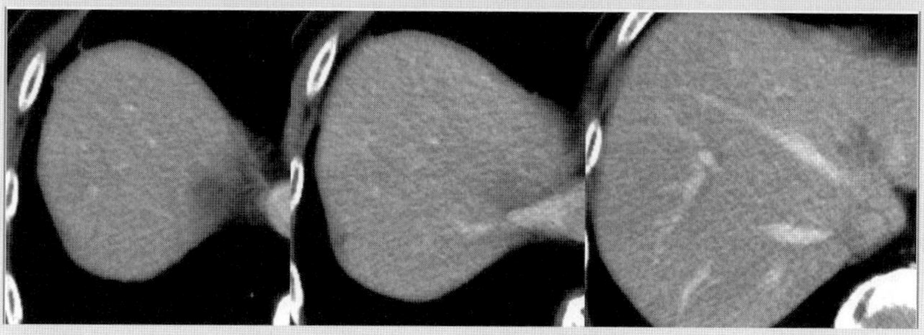

High-value Care & Low-value Care

高価値な医療：

・ 肝膿瘍と他の肝腫瘍の鑑別は画像診断のみでは困難なこともあり，既往歴など前医からの情報を念頭に入れながら，診療にあたることが重要である．

低価値な医療：

・ 肝膿瘍に対して，抗血栓薬の有無や適切な穿刺時期を考えずに，ドレナージを行う．

Glossary：double target sign

肝膿瘍は腹部単純CT画像で，膿瘍腔内の膿汁による低吸収域と，これを取り囲む不整形の軽度低吸収域により形成される二重構造が比較的特長とされる．造影CT画像では，一般的に膿瘍腔は造影されないが，炎症性変化によって血流が増加した膿瘍壁は，周囲肝実質と同等あるいはより強くリング状の造影効果を示し，膿瘍腔が明瞭に認識できるようになる．さらに，膿瘍壁の周囲に肝実質の浮腫性変化を反映する低吸収域が描出されることがある．この内側のリング状造影域と外側の低吸収域は膿瘍に特徴的な所見と考えられdouble target signと呼ばれている．

Short Lecture：肝膿瘍

肝膿瘍は肝組織内に侵入した細菌，原虫，真菌などが局所で増殖し，限局性の炎症により肝内に膿が貯留する状態をいう．肝臓の類洞内には組織マクロファージであるKupffer細胞が多数存在するため，正常肝であれば細菌が侵入してきても容易に補足，貧食され膿瘍を形成することはない．よって糖尿病，ステロイド，抗腫瘍薬投与などの感染防御機能が障害された患者で膿瘍を生じやすい．感染経路は，経胆道性，消化管粘膜異常による経門脈性，敗血症による経動脈性，隣接臓器からの直達性などがある．肝膿瘍はその起炎菌により細菌性(pyogenic)と非細菌性(non-pyogenic)に大別され，前者の原因としてはE.coli とKlebsiellaが多く，その他頻度の順に*Enterococcus*，*Pseudomonas*，嫌気性菌，*Staphylococcus*などである．一方，齲歯，歯周炎を原因とする場合，本症例のように*Fusobacterium*や*Streptococcus*などの口腔内常在菌が起炎菌として報告されることも多い．後者の原因としてはアメーバ，真菌，寄生虫などがあげられる．また，発生形態上，膿瘍の数により予後や治療が異なることから，孤立性肝膿瘍と多発性肝膿瘍に分けられる．一般的にアメーバ性は孤立性であることが多い．臨床症状は，発熱，右季肋部痛，肝腫大が三主徴であり，全身的には重症感染の症状を示す．血液検査では白血球（好中球）数増加，CRP 上昇，軽度の肝障害を認める．特に ALP 値が高い場合には想起すべき疾患である．画像所見は病期や病勢がさまざまで，短期間に所見が変化することが特徴であるが，基本的には膿瘍腔，内部の膿汁の性状，周辺の炎症性変化で構成される．超音波検査による肝膿瘍の診断率は 90 % 以上との報告もあるが，実際，肝嚢胞，転移性肝癌などとの鑑別診断は超音波検査のみでは困難なことも多く，臨床症状や腹部 CT 検査なども加え総合的に判断される必要がある．

最近では，肝膿瘍診断における造影超音波の有用性が報告されている．造影 CT 検査の動脈相で認められる double target sign に相当する染影・不染帯が観察され，今後，造影超音波がその診断の一助となる可能性がある．また超音波検査は短期的に内部エコーに変化が見られるため，経時的な観察を行う上では特に簡便かつ有用であると考える．

Recommendations

肝膿瘍は内部構造が経時的に変化するため，診断が困難な時期がある．診断や治療方針を慎重に検討することが重要である．

学習のキーポイント

□ 発熱を伴う右上腹部痛の鑑別疾患

- ■ 問診と身体診察による絞り込み．
- ■ 確定診断に繋がる適切な検査の選択．

□ 肝腫瘤性病変の診断のポイント

- ■ 肝膿瘍は経時的に画像所見が変化することがある．
- ■ 肝癌以外にも PIVKA Ⅱが上昇することがある．

References

1) Albrecht H: Hepatology. A textbook of liver disease. Zakim V, Boyer TD. (ed) vol.2 (4th ed.) p1109-p1124. Saunders, Philadelphia, 2003.
2) Choi D, Lim HK, Kim MJ, et al: Liver abscess after percutaneous radiofrequency ablation for hepatocellular carcinomas: frequency and risk factors. AJR. 2005 ; 184 : 1860-1867.
3) Blessmann J, Van Linh P, Nu PA, et al: Epidemiology of amebiasis in a region of high incidence of amebic liver abscess in central Vietnam. Am J Trop Med Hyg. 2002 ; 66 : 578-583.
4) Maltz G, Knauer CM.: Amebic liver abscess: a 15-year experience. Am J Gastroenterol. 1991 ; 86 : 704-710.
5) Mohsen AH, Green ST, Read RC, et al: Liver abscess in adults: ten years experience in a UK centre. QJM. 2002 ; 95 : 797-802.
6) Catalano O, Sandomenico F, Raso MM, et al: Low mechanical index contrast-enhanced sonographic findings of pyogenic hepatic abscesses. AJR. 2004 ; 182 : 447-450.
7) Gabata T, Kadoya M, Matsui O, et al: Dynamic CT of hepatic abscesses: significance of transient segmental enhancement.AJR. 2001 ; 176 : 675-679.
8) Petri A, Höhn J, Hódi Z, et al : Pyogenic liver abscess -- 20 years' experience. Comparison of results of treatment in two periods. Langenbecks Arch Surg. 2002 ; 387 : 27-31.

Highlight

Multiple liver masses accompanied with fever and right upper abdominal pain: Is it liver abscess or malignant tumor?

Patient: a man in his seventies

Chief complaint: fever and right upper abdominal pain

History of present illness: The patient had experienced appetite loss from a month before. Along with it, he had experienced fever and right upper abdominal pain from a few days before, so he visited a local clinic. His blood tests showed clear inflammatory reaction, therefore abdominal ultrasonography was conducted. He was diagnosed with multiple liver masses so he was admitted to the author's hospital for more careful examinations.

Medical history: He is under internal treatment for pulmonary infarction and hypertension and under diet therapy for diabetes.

Internal medicine: Amlodipine, Candesartan, Etizolam, Potassium warfarin

Physical findings: blood pressure 156/79 mmHg, pulse rate 84 /minute, temperature 37.7 ℃ , SpO_2 96 % (room air). His consciousness was lucid. There wasn't anemia in his palpebral conjunctiva and he didn't have conjunctival icterus. His heart beat was regular, breath sounds clear. His abdomen was flat and there wasn't rise and decrease in his intestinal murmur. He had tenderness in the right upper abdomen, and didn't have rebound tenderness. Murphy's sign and tenderness to percussion was negative. Liver, spleen and mass weren't palpable.

Liver abscess may change in its inner structure chronologically so that there will be such a time where it becomes difficult to diagnose. It is vital to consider carefully its diagnosis and treatment policy.

(松井 貴史)

Case16 Charcot 3徴 ー急性胆管炎？

Words of Acute Abdomen

閉塞性黄疸の原因は胆道系疾患のみにあらず.

CHALLENGE CASE

患　者： 60歳代, 男性.

現病歴： 数日前から上腹部痛が出現した. 本日昼より熱っぽい感じがしたため体温を測ったところ, 37 ℃台の発熱を認めた. 様子をみていたが痛みは改善せず, 全身倦怠感もみられたため外来を受診した.

既往歴： 高血圧で内服加療中および糖尿病で食事療法中.

嗜好品： 機会飲酒, 喫煙なし.

身体所見： 身長 172 cm, 体重 67 kg, 血圧 132/86 mmHg, 脈拍 86 回 / 分・整, 呼吸数 18 回 / 分, 体温 37.8 ℃.
意識清明. 眼瞼結膜に貧血はなく, 眼球結膜に軽度黄染あり. 胸部は心音純, 呼吸音清. 腹部は平坦で全体的に軟らかく, 腸雑音は亢進 / 減弱なし. 上腹部に軽度の圧痛を認めるが反跳痛はない.

Tutorial

(指導医 M)：数日前からの上腹部痛を主訴に受診された男性です. 確定診断までのステップを一緒に考えてみましょう.

(総合診療研修医 G)：上腹部痛ですので, 胃や十二指腸疾患, 胆道系, 膵疾患などを頭に入れながら, 問診や診察をすると良いと思います.

M：CQ 16 に腹痛における問診について記載されています. では, この患者さんの問診から腹痛の性状 (Glossary 1,2) や随伴症状の有無などについてどうだったでしょうか？

G：痛みの部位は上腹部でキリキリとした痛みで持続していました．腹痛と発熱以外の症状はなく，嘔吐や下痢はなかったとのことです．便も普通便で黒色便はありませんでした．腹痛出現と食事の関連もなかったようです．

M：問診だけでも色々な情報が得られましたね．現時点で鑑別すべき疾患にはどのようなものがありますか？

G：**CQ 2** に DPC データから見た男女別の急性腹症の頻度が載っています．男性では，腸管感染症，急性虫垂炎，腸閉塞が上位に挙がり，他に胆石症，憩室炎，胃潰瘍などがあります．また，この患者さんの腹痛は持続していましたが，**CQ 29** には腹痛の性状，疝痛 (内臓痛) と体性痛についての記載もあります．体性痛は壁側腹膜や腸間膜への刺激による局所の炎症が起こり，持続性の刺すような痛みとされ，この患者さんの腹痛は体性痛と考えます．炎症が臓器周囲まで拡がっている可能性があります．また，腹痛以外の症状は発熱のみで，嘔吐や下痢もなく，普通便であったことから，腸管感染症や胃潰瘍の可能性は低いと思います．

M：はい，やはり腹痛の診断にあたっては腹痛の性状を知ることが，まず重要ですね．それでは次に身体所見を診てみましょう．

G：眼球結膜に軽度黄染を認めていますので，まずは胆石や総胆管結石を考えます．さらに，腹痛と発熱もあり，胆石による急性胆嚢炎や総胆管結石による急性胆管炎を疑います．

M：確かに，黄疸をきたす疾患で一番先に思い浮かべるのは胆石や総胆管結石ですね．さらに腹痛と発熱といった炎症症状を認めているので，急性胆嚢炎や胆管炎を疑いたいですね．腹痛・発熱・黄疸は Charcot 3 徴と言われ，急性胆管炎を示唆する症状です．それから，勘違いしている先生も多いですが，胆石・急性胆嚢炎では必ずしも黄疸を認めるとは限らないのです．
他にどのような鑑別疾患がありますかね？

G：他の鑑別疾患ですか？ えーっと，…黄疸ですとやはり胆道系疾患しか思いつかないですね….

M：まず診察で黄疸を確認した場合は，閉塞性黄疸の他に急性肝炎などによる肝細胞性黄疸，溶血による溶血性黄疸，体質性黄疸なども頭に入れて鑑別していかなければなりませんね．この患者さんは上腹部痛や発熱を伴っていましたので，溶血性や体質性は考えにくいですが，急性肝炎では肝腫大による腹痛や発熱を認めることはあるので，まだ閉塞性黄疸と断定はできません．さらに，上腹部痛をきたす重要な疾患，忘れていませんか？
では，検査結果をみてみましょう．

血液・尿検査所見：(Box 1)

総ビリルビン 2.8 mg/dL，直接ビリルビン 2.0 mg/dL，AST 211 U/L，ALT 451 U/L，LDH 286 U/L，ALP 1070 U/L，γ-GTP 467 U/L と肝胆道系酵素の上昇を認めている．アミラーゼは 481 U/L，P アミラーゼは 426 U/L と上昇している．白血球数や CRP は正常で，他に明らかな異常所見はない．尿所見では尿アミラーゼが 3600 IU/L と上昇している．

Box 1　血液・尿検査所見

【血算】		【生化学】			
WBC	5,600 /μL	T-P	8.3 g/dL	T-cho	197 mg/dL
RBC	451 × 10^4/μL	Alb	4.4 g/dL	TG	134 mg/dL
Hb	14.6 g/dL	T-Bil	2.8 mg/dL	BUN	13.0 mg/dL
Ht	44.0 %	D-Bil	2.0 mg/dL	Cr	0.89 mg/dL
PLT	21.5 万 /μL	AST	211 U/L	血糖	112 mg/dL
【尿】		ALT	451 U/L	Na	141 mM
比重	1.02	LDH	286 U/L	K	3.8 mM
pH	6.0	ALP	1070 U/L	Cl	104 mM
蛋白	(−)	γ-GTP	467 U/L	CRP	0.1 mg/dL
糖	(−)	AMY	481 U/L		
潜血	(−)	P-AMY	426 U/L		
アセトン	(−)				
ビリルビン	(±)				
ウロビリノーゲン	(±)				
沈渣	RBC 0/1F，WBC 0/1F				
尿アミラーゼ	3,600IU/L				

胸部 X 線検査所見：

両肺野と心陰影に異常所見はない．

腹部単純 X 線検査所見：

腸管拡張像や鏡面像などの異常所見はない．また，胆嚢結石を疑わせる陰影もない．

G：血液検査ではアミラーゼと P アミラーゼ，尿中アミラーゼが上昇しています．上腹部痛をきたす疾患…，この患者さんは急性膵炎ですか？

M：思い出しましたか？実は，先生は最初に，上腹部痛の患者さんの問診や診察をするにあたり，念頭に置く疾患として膵疾患を挙げていましたよね．

G：あー，確かに，そうでした．眼球結膜の黄染に気を取られて，胆道系の疾患ばかり考えていました．

M：症状と診察所見，血液・尿所見から急性膵炎が考えられますが，さらに原因を含め診断を確定するために次にどんな検査をすればよいでしょう？

G：CQ 68 に造影 CT はどのような場合に撮像するか？との記載があります．『急性膵炎診療ガイドライン』にもありますように，急性膵炎時の重症度判定や合併症の診断には造影 CT が必要だと思います．ただ，血液所見では腎機能は問題ありませんでしたが，急性膵炎の患者さんでは予想以上に脱水を呈していることがあるので，たとえ血液所見で腎機能が正常でも慎重に検査をする必要はあると思います．CQ 69 にも腎機能障害時の造影 CT の注意について記載されています．

M：そうですね．急性膵炎の膵実質の不染域の判定や合併症の診断に造影 CT は有用です．ただ，先生の言うとおり，腎機能の増悪に注意する必要がありますね．さらに，造影剤に伴うアレルギー反応等の可能性にも注意しなければなりません．それでは腹部造影 CT 検査の結果を見てみましょう．

腹部造影 CT 検査所見（Box 2）：

左右肝内胆管〜肝外胆管の軽度拡張あり（矢頭）．膵実質はびまん性に腫大している．動脈相における実質の造影増強効果は不均一で，膵辺縁には帯状の低吸収域（被膜様構造：capsule-like rim）を認める（矢印）．また，膵内胆管は狭小化し（黒矢頭），膵周囲脂肪織濃度の軽度上昇を認める．肝臓，脾臓，両側腎臓，腸管に明らかな異常所見はない．

G：腹部造影 CT 検査からはやはり急性膵炎が考えられます．特に膵実質は全体的に腫大していて，ソーセージ様に見えますね．確か，この所見は自己免疫性膵炎に特徴的な画像でした．胆管の拡張は膵腫大により胆管が狭窄してしまった影響ですね．

ところで，腹部超音波検査はどうでしたか？

腹部超音波検査所見（Box 3）：

膵臓はびまん性に腫大し，全体が低エコーを呈している (┌─┐).

M：最初に鑑別疾患として膵疾患も挙げていたのに，黄疸にこだわりすぎて，なかなか急性膵炎が出てこなかったので，どうなることかと思いましたが，ようやく答えが見えてきましたね．上腹部痛を主訴に受診された患者さんで，診察でも上腹部に圧痛を認める場合は急性膵炎も鑑別に挙げなければなりません．

日本での急性膵炎の 2 大成因はアルコールと胆石と言われていますが，この患者さんは飲酒歴なく，胆石も認めませんでした．腹部超音波で腫大した膵は全体的に低エコーを呈し，腹部 CT で膵のソーセージ様腫大と辺縁帯の低吸収域（被膜様構造：capsule-like rim）という自己免疫性膵炎で特異性な所見を認めています．さらに，血清 IgG4 が 442 mg/dL と高値で，自己免疫性膵炎による急性膵炎と診断できます．

ちなみに，先生がこだわっていた黄疸症状について，一般的に急性膵炎での黄疸の出現頻度は約 30% で，膵の腫大による胆管狭窄や胆石性膵炎などが原因となります．自己免疫性膵炎では膵全体が著明に腫大することが多いため，黄疸の出現率は 33 〜 59 % とやや高いと言われています．

入院後に施行した ERCP 像（**Box 4**）では主膵管の狭細像（矢頭），膵内胆管の狭小化（矢印）と上流胆管の拡張を認めました．

Box 2　腹部造影 CT 検査所見

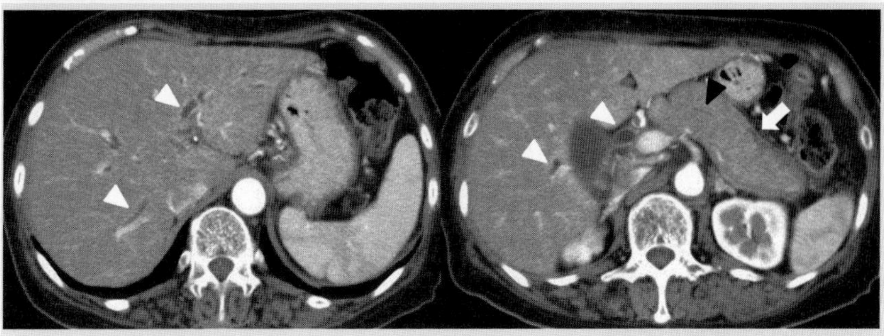

Box 3　腹部超音波検査所見

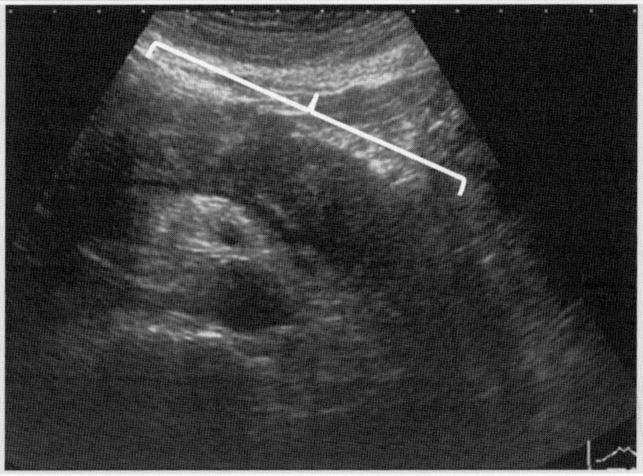

Box 4　ERCP 所見

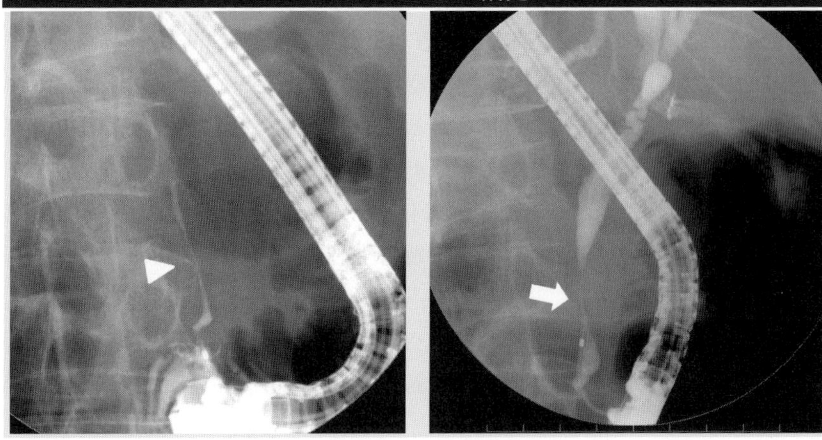

最終診断：自己免疫性膵炎による急性膵炎

High-value Care & Low-value Care

高価値な医療：

・Charcot 3徴をきたす疾患に膵疾患も鑑別に入れる.

低価値な医療：

・Charcot 3徴を急性胆管炎の症状と思い込み確定診断が遅れる.

Glossary：腹痛の性状

1　**疝痛（内臓痛）：**管腔臓器（消化管・尿管・子宮など）の平滑筋の攣縮や臓側腹膜の急速な進展·拡張による痛み．周期的，間欠的に差し込むような痛み．

腎と尿管を除く腹部臓器が両側性の神経支配を受けているため，疼痛の局在ははっきりせず，腹部の正中に対称性に感じる．内臓痛は歩行や体動により軽快することも多い．

2　**体性痛：**壁側腹膜や腸間膜への刺激による局所の炎症が起こり，持続性の刺すような痛み．疼痛部位は，病変のある臓器の付近に限局し，非対称性である．体動，咳嗽で体性痛は増悪する．たとえば，急性胆囊炎，胆管炎では，腹痛が最強になるまでに 2～3 時間かかり，膵炎の疼痛は通常数日以上持続することが多い．

Short Lecture：自己免疫性膵炎

本邦で報告されている自己免疫性膵炎は，発症に自己免疫機序が想定される膵炎で，IgG4 関連疾患の膵病変である．中高年の男性に好発し，膵の腫大や腫瘤とともに，しばしば閉塞性黄疸を認めるため，膵癌や胆管癌などとの鑑別が必要である．急性膵炎を合併することは少なく，急性膵炎のような強い腹痛を認めることは稀と言われているが，実臨床では，急性膵炎所見で発見されることも多い．高γグロブリン血症，高 IgG 血症，高 IgG4 血症および自己抗体陽性を高頻度に認め，硬化性胆管炎，硬化性唾液腺炎，後腹膜線維症などの膵外病変を合併する．

病理組織学的には，著明なリンパ球や IgG4 陽性形質細胞浸潤，花筵状線維化，閉塞性静脈炎を特徴とする lymphoplasmacytic sclerosing pancreatitis(LPSP) を呈する．

治療は，ステロイドが奏功し，効果に合わせ臨床所見や血液検査所見は改善し，画像所見では膵腫大は改善し，かえって萎縮傾向となる．ただし，長期予後は不明であり，再燃しやすい．

欧米では，IgG4 関連膵炎以外の自己免疫性膵炎の報告もあるが，本稿においてはIgG4 関連膵炎の診断基準を提示する (**Box 5**).

Box 5　自己免疫性膵炎診断基準

A. 診断項目

Ⅰ．膵腫大：a. びまん性腫大，b. 限局性腫大
Ⅱ．主膵管の不整狭細像：a. ERP，b. MRCP
Ⅲ．血清学的所見：高 IgG4 血症（≧ 135mg/dL）
Ⅳ．病理所見：a. 以下の①～④の所見のうち，3 つ以上認める．
　　b. 以下の①～④の所見のうち，2 つを認める．
　　c. ⑤を認める．
　① 高度のリンパ球，形質細胞の浸潤と線維化
　② 強拡 1 視野当たり 10 個を超える IgG4 陽性形質細胞浸潤
　③ 花筵状線維化（storiform fibrosis）
　④ 閉塞性静脈炎（obliterative phlebitis）
　⑤ EUS-FNA で腫瘍細胞を認めない．
Ⅴ．膵外病変：硬化性胆管炎，硬化性涙腺炎，唾液腺炎，後腹膜線維症，腎病変
　a. 臨床病変
　臨床所見および画像所見において，膵外胆管の硬化性胆管炎，硬化性涙腺炎・唾液腺炎，後腹膜線維症，腎病変と診断できる．
　b. 病理学的病変
　硬化性胆管炎，硬化性涙腺炎，唾液腺炎，後腹膜線維症，腎病変の特徴的な病理所見を認める．
Ⅵ．ステロイド治療の効果
　専門施設においては，膵癌や胆管癌を除外後にステロイドによる治療効果を診断項目に含むことができる．

B. 診断

Ⅰ．確診：①びまん型　Ⅰ a ＋ < Ⅲ / Ⅳ b/ Ⅴ (a/b) >
　②限局型　Ⅰ b ＋ Ⅱ a ＋ < Ⅲ / Ⅳ b/ Ⅴ (a/b) >の 2 つ以上
　または，Ⅰ b ＋ Ⅱ a ＋ < Ⅲ / Ⅳ b/ Ⅴ (a/b) > ＋ Ⅵ
　または，Ⅰ b ＋ Ⅱ b ＋ < Ⅲ / Ⅴ (a/b) > ＋ Ⅳ b ＋ Ⅵ
　③病理組織学的確診　Ⅳ a
Ⅱ．準確診
　限局型：Ⅰ b ＋ Ⅱ a ＋ < Ⅲ / Ⅳ b/ Ⅴ (a/b) >
　または，Ⅰ b ＋ Ⅱ b ＋ < Ⅲ / Ⅴ (a/b) > ＋ Ⅳ c
　または，Ⅰ b ＋ < Ⅲ / Ⅳ b/ Ⅴ (a/b) > ＋ Ⅵ
Ⅲ．疑診
　びまん型：Ⅰ a ＋ Ⅱ (a/b) ＋ Ⅵ
　限局型：Ⅰ b ＋ Ⅱ (a/b) ＋ Ⅵ

文献 3) より引用・改変

画像所見において典型的な膵のソーセージ様腫大を認めた場合は，診断は比較的容易であるが，限局性腫大の場合は，膵癌や腫瘤形成性膵炎との鑑別が問題となる．特に膵癌との鑑別は非常に重要で，IgG4 はその鑑別において最も優れた血清マーカーとなるが，膵癌症例でも稀に上昇することがあり，高 IgG4 血症であっても膵癌を否定することはできない．膵癌との鑑別には，CT や MRI による膵辺縁の被膜様構造の同定や，膵以外の IgG4 関連病変の確認，ステロイド治療の反応を見ることも有用と言われている．

Recommendations

黄疸をきたす疾患は様々であり，胆道系疾患のみに固執すると診断の遅れにつながる．また，Charcot 3 徴は急性胆管炎のみではなく，急性膵炎でも同様症状が出現する場合がある．

学習のキーポイント

□ **上腹部痛をきたす疾患を鑑別する．**

- ■ 腹痛の性状：疝痛 (内臓痛) と体性痛
- ■ 随伴症状の有無

□ **黄疸をきたす疾患を鑑別する．**

- ■ 閉塞性黄疸の原因
- ■ Charcot 3 徴（腹痛・発熱・黄疸）

References

1) 武田和憲 , 大槻 眞 , 木原康之 , 他：急性膵炎重症度判定基準最終改定案の検証 . 厚生労働科学研究費補助金難治性疾患克服事業 難治性膵疾患に関する調査研究 平成 19 年度研究報告書 , 2008；29-33

2) 急性膵炎診療ガイドライン 2015 改訂出版委員会編：急性膵炎診療ガイドライン 2015. 金原出版 , 2015.

3) 自己免疫性膵炎臨床診断基準 2018（自己免疫性膵炎臨床診断基準 2011 改訂版）. 膵臓 .2018；33：902-913.

Highlight

Charcot's triad: Is it acute cholangitis?

Patient: a man in his sixties

History of present illness: He had experienced upper abdominal pain from several days before. He had felt feverish from noon on the day. While taking his temperature, he found he had a fever of 37 degrees. He stayed at his home, however the pain didn't improve and also he experienced general malaise, so he visited the outpatient clinic of the author's hospital.

His medical history: He is under internal treatment for hypertension, and on a medical diet for diabetes.

Physical findings : height 172 cm, weight 67 kg, blood pressure 132/86 mmHg, pulse rate 86 /minute, regular, respiratory rate 18 /minute, temperature 37.8 ℃ . His consciousness was lucid. There wasn't Anemia of the palpebral conjunctiva. There was conjunctival icterus. His heart sound was clear, and his respiratory sound was clear. His abdomen was flat generally, and there wasn't rise or decrease of intestinal murmur. He had mild tenderness in his upper abdomen, but didn't have rebound tenderness.

Because there are various diseases which show jaundice, holding just on biliary tract disease may bring a delay of diagnosis. In addition, Charcot's triad may showcase the same symptoms not only by acute cholangitis, but also by acute pancreatitis.

（塩澤 一恵）

Case17　高齢者の突然の左上腹部痛 ー急性心筋梗塞？

Words of Acute Abdomen

心房細動の既往がある腹痛では，早期に造影 CT 検査を行う．

CHALLENGE CASE

患　者： 80 歳代，男性．

主　訴： 左上腹部痛

現 病 歴： 夕食後から急に左上腹部の痛みが出現した．自宅で安静にして様子をみていたが，痛みは改善せず，徐々に増悪してきため，夜間の救急外来を受診した．

既 往 歴： 心房細動でエリキュース®（アピキサバン）内服中．
開腹歴はない．
アレルギー：薬（－）食物（－）

身体所見： 身長 170 cm，体重 61 kg，血圧 137/80 mmHg，脈拍 62 回 / 分・整，体温 36.5 ℃．眼瞼結膜に貧血はなく，眼球結膜に黄染はない．胸部は心音純，呼吸音清．腹部は平坦かつ軟で，腸雑音の亢進や減弱はない．左上腹部から側腹部に圧痛を認めるが，腹膜刺激徴候はない．CVA 叩打痛はない．

Tutorial

(指導医 M)：突然の左上腹部痛を主訴に受診された高齢の患者さんです．まず，腹痛の部位としては，臨床的にいかがですか？

(総合診療研修医 G)：頻度としては，正中と右側の上腹部や下腹部が多いと思います．左上腹部痛の患者さんは，今まであまり経験がありません．

M：確かにそうですね．左上腹部痛は，他の部位に比べて頻度は最も低いと言われています．**CQ79** に左上腹部痛を訴える患者さんの鑑別疾患があります．どのような疾患が考えられますか？

G：大きくは，消化器系疾患，心血管系疾患，左腎・副腎疾患と左肺炎や気胸，膿胸などの左胸郭内疾患が挙がっています．

M：痛みの発症様式や性状はどうでしたか？

G：痛みの発症は突然で，その後も徐々に増悪したようです．性状は，間欠痛ではなく，どちらかというと持続する鈍痛のようです．

M：腹痛以外の症状はありましたか？

G：腹痛以外に嘔吐や下痢，下血，便秘などの消化器症状はないとのことです．

M：腹痛というと消化器系疾患を考えやすいですが，この患者さんは腹痛以外の消化器症状がないようですね．問診で他に気になる点はありますか？

G：心房細動で通院加療しているようです．年齢的にも，急性冠症候群といった心血管系疾患も念頭に入れ，診断を進める必要があると思います．

M：そうですね．心血管系疾患は，生死に直結する可能性が高いので要注意ですね．**CQ79** にあるように，左上腹部痛を訴える疾患には急性冠症候群の他に，大動脈解離など緊急を要する疾患もあり，腹痛だからといって，消化器系疾患のみを考えると，診断が遅れてしまい迅速な治療ができなくなる可能性もあります．心房細動の既往歴はポイントになりそうですね．では，身体所見をみてみましょう．

G：バイタルサインは問題なく，心音や呼吸音にも異常は認めません．心筋梗塞であれば，痛み以外に迷走神経刺激による嘔気や嘔吐などの症状や，冷や汗なども出現する可能性が高いと思います．念のために心電図検査をやった方が良いと思いますが，急性冠症候群は考えにくいかなと思います．

M：急性大動脈解離は，いかがですか？

G：大動脈解離の疼痛は，引き裂かれるような痛みで背部や下肢に広がり，痛みの部位が移動するのが特徴と言われています．

M：確かに痛みの性状が異なりますね．ところで，話は若干逸れますが，疼痛部位が移動する疾患について **CQ31** が参考になりますよ．この大動脈解離と急性虫垂炎，それから尿管結石が挙げられており，この痛みの移動が診断に役立つことがあるとされています．

G：なるほど，これらの疾患を疑ったときは，痛みの移動の有無について聴取する必要がありますね．

この患者さんの問診や身体所見から考えると，やはり胸部疾患や心血管系疾患は否定的と思います．

M：そうすると，やはり腹部の疾患が疑われますかねぇ．

G：痛みの部位から考えると，下行結腸や膵臓，脾臓，左腎臓などの病変が考えられます．高齢なので虚血性大腸炎も考えましたが，下血の症状がありません．大腸憩室炎の可能性はありますが，炎症を示唆する発熱がないです．

M：尿路系の疾患はいかがですか？

G：腎盂腎炎も鑑別に挙がりますが，通常は悪寒，戦慄を伴う発熱とCVAの叩打痛が認められると思います．尿路結石の可能性もあるかと思いますが，血尿や頻尿といった症状の訴えはありませんでした．それに，既往歴には尿路結石はありません．80歳代で初発だとすると，確率的には低いと思います．

M：**CQ79**には「左上腹部痛は限局性腹膜炎の原因としては最も頻度が低い部位である．まれな疾患が多いが，たいていの原因は急性膵炎である」との記載もあります．急性膵炎の可能性はいかがですか？

G：急性膵炎の２大原因には，アルコールと胆石症があります．先程，患者さんに聞きましたが，アルコールは缶ビール350 mLを週２～３回くらいで，飲酒量は多くはありません．また，毎年検診で腹部超音波検査を受けているようですが，胆石症は指摘されていないようです．

それに急性膵炎では，背部に広がる痛みが出現すると思います．それに加えて嘔気・嘔吐や発熱なども出現すると思いますが，この患者さんは痛み以外の症状に乏しいです．ただ，否定はできないかと思いますが….

M：具体的な疾患を絞り込むのはなかなか難しいですね．
では，次に検査所見をみてみましょう．

血液・尿検査所見：(Box 1)

白血球数は6,400 /μL，CRP0.2 mg /dLで炎症所見はない．LDH 500 U/Lとやや高値であるが，肝胆道系酵素やAMY，腎機能も正常である．また尿所見にも異常所見はない．

心電図：

心房細動を認める．

胸部X線検査所見：

両肺野と心陰影に異常所見はない．

腹部単純X線検査所見：

腸管拡張像や鏡面像などの異常所見はない．

G：血液検査では炎症所見はなく，尿所見も潜血など認めません．急性膵炎や大腸憩室炎などの炎症性の疾患や，尿路感染症や結石の可能性も低いと思います．腹腔内臓器では，あとは脾臓が考えられますが…．なかなか鑑別疾患が思い浮かばないです．

M：そういえば既往歴を忘れていませんか？この患者さんは心房細動で治療中でしたね．

G：はい，心電図でも心房細動を認めています．

M：CQ55 に，急性腹症患者で心房細動を認めた場合に考慮すべき疾患として，腸間膜虚血，脾梗塞，腎梗塞が挙げられています．これらの疾患を頭に入れ，画像検査として何を行えばよいですか？

G：虚血性疾患なので，血流の状態をみたいです．腎機能は問題なく，アレルギーや喘息もないので造影 CT を行うと良いと思います．

Box 1　血液・尿検査所見

【血算】		**【生化学】**			
WBC	6,400 /μL	T-P	7.4 g/dL	T-cho	140 mg/dL
RBC	435 × 10^4 /μL	Alb	3.8 g/dL	TG	80 mg/dL
Hb	13.9 g/dL	T-Bil	0.8 mg/dL	BUN	19 mg/dL
Ht	43.2 %	D-Bil	0.4 mg/dL	Cr	1.06 mg/dL
PLT	16.8 万 /μL	AST	30 U/L	血糖	90 mg/dL
【尿】		ALT	22 U/L	Na	143 mM
比重	1.02	LDH	500 U/L	K	4.1mM
pH	6.0	ALP	231 U/L	Cl	107mM
蛋白	(−)	γ-GTP	30 U/L	CRP	0.2 mg/dL
糖	(−)	AMY	50 U/L		
潜血	(−)				
アセトン	(−)				
ビリルビン	(−)				
ウロビリノーゲン	(±)				

M：はい．**CQ68** にあるように，臓器虚血の有無，血管性病変などでは，単純 CT だけでは詳細な評価が困難なことがあり，造影 CT が推奨されています．では，造影 CT 検査をみてみましょう．

腹部 CT 検査所見（Box 2）：

単純では脾臓に境界不明瞭な淡い低吸収域を認める（矢印）．造影（門脈相）で脾臓下極に楔状の造影不良域を認める（矢印）．また皮質が被膜に沿って帯状に造影される所見（cortical rim sign，**Glossary**）も有する（矢頭）．軽度の脾臓周囲脂肪織濃度の上昇も認める．

左腎臓，腸管に明らかな異常所見はない．

M：造影 CT で脾臓に造影不良域を認めていますが，診断は？

G：はい，脾梗塞が最も考えられます．心房細動は血栓塞栓症の非常に高いリスクファクターで，脳梗塞がすぐに思い浮かびますが，**CQ55** には稀ですが，内臓動脈の血栓塞栓症も生じるとあります．また，**CQ54** には，腸間膜や脾臓，腎臓の虚血，梗塞性病変が疑われる場合は，心房細動の有無を確認する必要があると記載されています．最初に先生が，「心房細動の既往歴はポイントになりそうですね」とおっしゃっていましたが，まさに的中しました．

Box 2　腹部 CT 検査所見

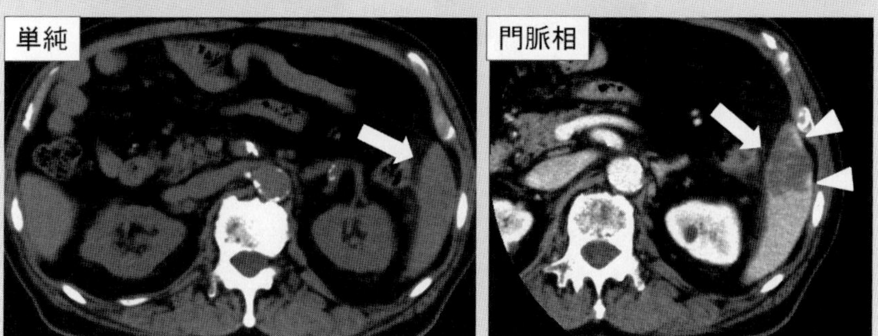

M：そうですね．心房細動のある患者さんでは，脳梗塞以外に腹部の血管にも血栓が飛んで塞栓を発症する可能性があることを知っておくことは重要です．ちなみに，この患者さんの超音波検査はどうだったでしょう．

腹部超音波検査所見（Box 3）：

B-mode において脾臓下極は周囲実質と比べ，わずかにエコー輝度の低下を認める（矢頭）．造影超音波では同部に染影はなく，実質の血流欠損域として描出される（矢頭）．

M：超音波検査では周囲実質と比べ，やや低エコーというのみで，なかなか診断には結びつかないですね．しかし造影超音波や造影 CT を用いると特徴的な所見が得られ脾梗塞と診断することができます．治療は，全身状態が安定していれば保存的治療となりますが，易感染性症例や広範囲の塞栓であれば，膿瘍形成予防を目的とした抗菌薬の投与も行われます．

ちなみに，腎梗塞も左腎に発症した場合は，この患者さんのような経過をたどります．腎梗塞の場合，病変部に楔状の造影不良域を認めます．他に腎被膜下の領域は腎被膜動脈などの側副血流を受けるため梗塞を逃れ，被膜に沿う造影増強効果を示す場合があります．これは cortical rim sign や CT rim sign などと呼ばれ，腎梗塞に比較的特徴的な所見とされます．ただし，脾梗塞でも楔

Box 3　腹部超音波検査所見

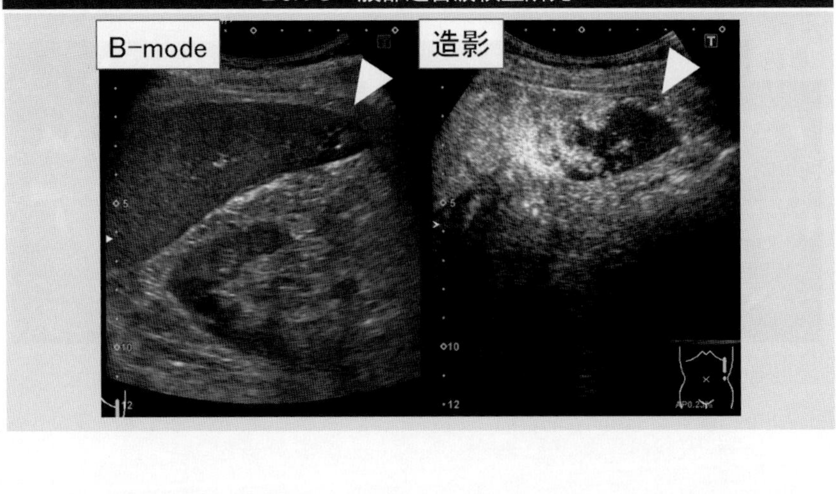

状造影不良域の他に被膜下の領域が側副血行路により梗塞を逃れる場合があり，脾被膜部に造影増強効果（cortical rim sign）を有することもあり重要な所見と考えます．

最終診断：心房細動を要因とした脾梗塞

High-value Care & Low-value Care

高価値な医療：

心房細動の既往がある腹痛では，虚血性疾患や血栓塞栓症を念頭に入れ，早期に造影 CT 検査を行うことで確定診断が可能となる．

低価値な医療：

侵襲の少ない超音波検査や単純 CT 検査のみを行い，有意な異常所見を見つけられずに経過観察としてしまうこと．

Glossary：cortical rim sign/CT rim sign

腎被膜下の領域は腎被膜動脈などの側副血流を受けるため，梗塞を逃れ，造影 CT で皮質が被膜に沿って帯状に造影される所見を示すことがあり，腎梗塞に特徴的な所見である．腎梗塞と同様に腎実質の造影不染域所見を有する急性腎盂腎炎や急性細菌性腎炎では，この cortical rim sign を欠くため鑑別に有用な所見と言われている．

Short Lecture：脾梗塞

脾梗塞とは，脾動脈本幹，または分枝内の血栓または塞栓によって生じる疾患である．原因として動脈硬化，心房細動などの心原性による脾動脈塞栓，骨髄増殖性疾患，鎌状赤血球症などの血液疾患による脾腫から生じる血栓および虚血状態が挙げられる．その他，自己免疫疾患による血管炎，脾動脈瘤およびそれに対する塞栓術後による変化などが挙げられるが，全体の約 1/3 はリスク因子のない特発例が占めている．

臨床所見は約 80 ％程度の症例で持続する左上腹部痛を認め，左肩への放散痛や発熱，嘔気，嘔吐等の随伴症状を認めることもあり．画像所見で確定診断が可能で，超音波検査では通常，楔状の低エコーを呈するが急性期，慢性期によってエコー輝度は異なる．ただし発症初期の病変部は楔状の等～淡い低エコー領域として認められることがあり病変部が認識できないことも多く注意が必要である．急性期または小梗塞の場合など，単純 CT では描出不良で評価困難なことが多く，造影 CT が診断に有用である．造影後のいずれの相においても楔状の造影不良域を認める．慢性期になると梗塞部は萎縮し凹状に変形する．

治療は全身状態が安定しているのであれば，安静や疼痛管理による保存的治療とともに原疾患の治療を優先する．

Recommendations

急性腹症患者で心房細動を認めた場合には，腸間膜虚血や脾梗塞，腎梗塞などの虚血性疾患を念頭に置き，速やかに造影 CT 検査を施行するべきである．

学習のキーポイント

□ **左上腹部痛の鑑別疾患を知る．**

- ■ 急性腹症のなかで，左上腹部痛は比較的まれである．
- ■ 消化器系以外に，心血管・呼吸器・泌尿器系疾患を忘れない．

□ **心房細動を認める急性腹症**

- ■ 腸間膜虚血，脾梗塞と腎梗塞
- ■ 梗塞の診断は，造影 CT 検査

References

1) Balcar I, et al: CT patterns of splenic infarction: a clinical and experimental study. Radiology. 1984 ; 151 : 723-729.

2) 本郷哲央，他：腹痛の CT 診断 - 腹膜・腸間膜・脾疾患．臨床画像．2007 ; 23 : 160-171.

3) Miller FH, Ma JJ: Total splenic infarct due to Aspergillus and AIDS.Clin Imaging.2001 ; 25 : 57-9.

4) Antopolsky M, et al: Splenic infarction: 10 years of experience. Am J Emerg Med. 2009 ; 27 : 262-5.

Highlight

Sudden onset of left upper abdominal pain in an elderly patient；Could it be acute myocardial infarction?

Patient: a man in his eighties

Chief complaint: left upper abdominal pain

Medical history of present illness: He suddenly experienced left upper abdominal pain after dinner. Although he stayed at home for a while, the pain didn't improve and gradually worsened gradually, so he visited the outpatient clinic for emergencies at night.

Past medical history: Eliquis®(Apixaban) for atrial fibrillation for internal use. He didn't have a history of laparotomy. He didn't have any drug and diet allergies.

Physical findings: height 170 cm, weight 61 kg, blood pressure 137/80 mmHg, pulse rate 62 /minute, regular, temperature 36.5 ℃. He had neither anemia in his bulbar conjunctiva nor conjunctival icterus. His cardiac sound was regular, breath sounds clear. His abdomen was flat and he didn't have any increase or decrease of intestinal murmur. He had tenderness in the region of from left upper abdomen to lateral abdomen, however he didn't have rebound tenderness or CVA tenderness (costovertebral angel tenderness).

When a patient having acute abdominal pain shows atrial fibrillation, ischemic diseases such as mesenteric ischemia, splenic infarction or renal infarction should be kept in mind and a contrast-enhanced CT examination should be carried out as soon as possible.

（渡邉 学）

Case18　腹膜刺激徴候の無い腹痛 ー命に係わる腹膜炎？

Words of Acute Abdomen

二次性腹膜炎否定の腹水を認めたら，まずは腹水穿刺を行う．

CHALLENGE CASE

患　者： 70歳代，男性．

主　訴： 腹痛，腹部膨満感，発熱，呼吸苦

病　歴： アルコール性非代償性肝硬変による難治性腹水，肝性脳症，門脈壁在血栓のため，入退院を繰り返していた．2～3日前から腹部全体の鈍痛および腹部膨満感が出現し，その後，発熱や呼吸苦も伴うようになったため救急外来を受診した．

既往歴： 高血圧，糖尿病（内服加療中），狭心症に対して冠動脈ステント術後

内服薬： アミノレバンEN散合剤®（肝不全用成分栄養剤散），サムスカ®（トルバプタン），アルダクトンA®（スピロノラクトン），エルカルチンFF®（レボカルニチン），ディオバン®（バルサルタン），アマリール®（グリメピリド），ワーファリン®（ワルファリンカリウム）

身体所見： 172㎝，55.4 kg，血圧96/58 mmHg．脈拍94回/分．体温37.8℃．
意識清明．眼瞼結膜に貧血あり，眼球結膜に黄染はない．胸部は心音純，呼吸音は右側で減弱あり．腹部はクモ状血管腫を認め，膨隆し，いわゆる蛙腹（frog-belly，**Glossary**）を呈している．圧痛および腹膜刺激徴候はなく，肝脾腫・腫瘤は触知しない．

Tutorial

（指導医 M）：腹痛，腹部膨満感 (Glossary)，さらに発熱，呼吸苦を主訴に救急外来を受診したケースです．いくつかの基礎疾患があり，主訴も複数ありますが，どのように考えましょうか？腹部症状と呼吸苦は，別々の疾患が併発したと考えますか？発熱の原因はなんでしょう？それとも，すべて一連の疾患から現れたと考えますか？

（総合診療研修医 G）：最初の症状が，腹痛と腹部膨満感で，これまでもアルコール性非代償性肝硬変による難治性腹水のため，入退院を繰り返していたようですので，まずは，腹水が増悪し，それにより，腹部膨満感，腹痛が出現したのではないかと思います．

その後に，発熱と呼吸苦を認め，診察上，右側で呼吸音も減弱していたので，肺炎を併発したのではないかと考えました．救急外来では呼吸苦の方が強い印象でした．糖尿病もあり，易感染状態だったのではないでしょうか．

M：なるほど．先生は，まず非代償性肝硬変による難治性腹水の増悪と肺炎が併発したと考えたわけですね．やはり，これらの症状が一つの疾患から出現したものとは考えにくいですかねぇ．

G：これらの症状を一つの疾患から出現したと考えますと…，腹水貯留による腹部膨満感によって呼吸苦は出そうですね．呼吸音が右側のみで減弱していたということなので，肝性胸水があったのでしょうか．ただ，発熱の原因はわかりません．肝硬変で発熱を伴う病態は…，ちょっと思いつきません．

M：では，非代償性肝硬変による難治性腹水の増悪と肺炎が併発したということを第一に疑い，発熱の原因を考えながら，検査所見を見てみましょう．

血液検査所見：(Box 1)

CRP は 15.7 mg/dL と上昇し，白血球数 2,700 /μL，Hb 9.6 g/dL，PLT 1.29 万 /μL と汎血球減少を認める．肝酵素，ビリルビンは正常だが，LDH 264U/L，ALP 374 U/L，γ-GTP 156 U/L と胆道系酵素が上昇している．Alb は 2.8 g/dL，PT は 63 %と低値である．BUN35.5 mg/dL，Cr1.03 mg/dL と BUN/Cr

の解離を認める．HbA1c は 6.0 ％である．PCT は 0.69 ng/mL と軽度上昇している．PIVKA Ⅱは 23,593 mAU/mL と高値である．

胸部 X 線検査所見：

右側に著明な胸水を認める．両肺野と心陰影に異常所見はない．

腹部 X 線検査所見：

全体的に透過性が低下している．腸管拡張像や鏡面像などの異常所見はない．

M：これらの検査所見から何がわかるでしょうか？

G：血液検査では汎血球減少と胆道系酵素の上昇，Alb 低値，PT 延長を認め，これは肝硬変によるものと思います．特に胆道系酵素のみ上昇しているので飲酒の影響が強いと思います．BUN/Cr の解離はありますが，消化管出血のエピソードはないので，脱水などを疑います．WBC は低値ですが CRP 高値で PCT も軽度上昇しているので感染症の存在を考えます．最初は肺炎を併発したと思いましたが，胸部 X 線で肺炎像はなく，腹部 X 線でも全体的な透過性低下から大量腹水の存在が考えられますので，呼吸苦は著明な腹水によるものだったと思います．

Box 1　血液・尿検査所見

【血算】		【生化学】			
WBC	2,700 /μL	CRP	15.7 mg/dL	T-Bil	1.1 mg/dL
RBC	2.98×10^6 /μL	Na	135 mM	GOT	34 U/L
Hb	9.6 g/dL	K	4.7 mM	GPT	24 U/L
Ht	29.2 %	Cl	103 mM	LDH	264 U/L
PLT	12.9 万 /μL	TP	8.7 g/dL	ALP	374 U/L
PT(INR)	1.30	Alb	2.8 mg/dL	γ-GTP	156 U/L
APTT	45 Sec	BUN	35.5 mg/dL	血糖	185 mg/dL
D-D	18.2 μg/mL	Cr	1.03 mg/dL	HbA1c	6.0 %
【免疫血清】					
PCT	0.69 ng/mL				
AFP	1.2 ng/mL				
PIVKA-Ⅱ	23,593 mAU/mL				

M：そうすると，先生は，症状やこれまでの検査所見から，肺炎の存在はなく，このケースは非代償性肝硬変による難治性腹水が増悪したことによるものだと考えるのですね．ちゃんと，症状や検査所見を理解しながら考えることはよいことですね．感染症の存在が考えられるとのことですが，原因はどうでしょう？腹痛と腹部膨満感の関連はどうですか？

G：腹痛は，圧痛や腹膜刺激徴候がなく，腹部膨満感が強かったので，腹部膨満によるものと考えていました．でも，感染症の存在はあるので，他に腹痛を伴う感染症を考えないといけないですかね？

M：そうですねぇ．考え方は良いところまでいっているのですけどね．では，救急外来で施行した胸腹部単純 CT 検査を見てみましょう．

胸腹部単純 CT 検査所見（Box 2,3）：

胸部 CT では，右側の大量胸水，縦隔寄りに無気肺（矢頭）を認める．腹部 CT では大量の腹水，肝萎縮，門脈右枝・臍部から門脈本幹にかけての高吸収域（矢印），腸管壁の浮腫性肥厚を認める．

M：胸腹部単純 CT からさらに診断を進めていきましょう．所見からどのように考えますか？胸部から順に見ていきましょう．

Box 2　胸部単純 CT 検査所見

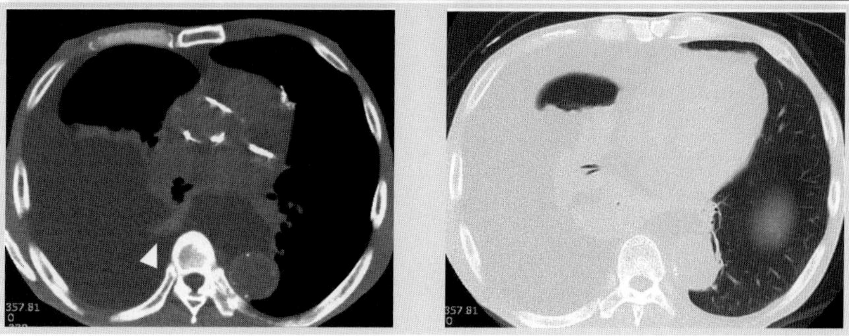

G：胸部 CT では右胸腔を埋め尽くす程の胸水貯留と縦隔寄りに無気肺を認め，胸部 X 線と同じで，肺炎像は認めません．

M：確かに凄い胸水ですね．呼吸苦を訴えるのも理解できますね．では腹部 CT はどうでしょう．

G：大量の腹水を認めます．肝は萎縮していて肝硬変であることがわかります．腸管は全体的にむくんでいるように見えますが，腸炎でしょうか？これが発熱の原因ですか？あ，でも下痢や嘔吐症状はありませんでした．

M：確かに，腸管壁は浮腫状に肥厚していますが，このケースでは急性腸炎症状はなかったですよね．肝硬変では低 Alb 血症により，腸管壁が浮腫状に肥厚して見えることがあります．

G：そうなんですか．一瞬，ここが感染の原因かと思ってしまいました．

Box 3　腹部単純 CT 検査所見

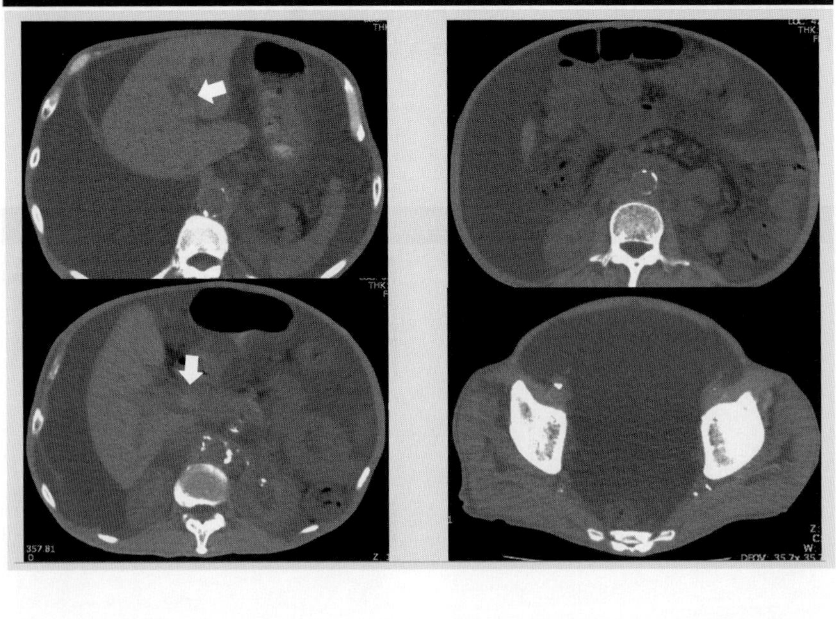

M：ところで，このケースは4～5か月前に門脈壁在血栓を認め，抗血栓薬を使用しているようですが，今回のCTで，門脈血栓はどうでしょう？

G：造影検査ではないので正直よくわかりません．

M：確かに単純CTでは難しいかもしれませんね．門脈臍部～本幹をよく見てみましょう．一般的な血管よりも高吸収ではないですか？

G：そう言われてみればそうですね．これが血栓なのですか？

M：門脈内の高吸収は血栓が疑われますね．3か月前に施行した造影CT(**Box 4**)を見てみましょう．左側の門脈は完全に閉塞（矢印）しています．右側に関しても何とか開存しているものの血栓（矢頭）を認めますね．門脈右枝に注目して，両者を比べると，今回の単純CTでは門脈が細くなっているように見えます．もしかしたら血栓が増悪し右枝も閉塞してしまったのかもしれません．ちなみに，PIVKA Ⅱは高値でしたが，単純CTでは肝細胞癌を疑う所見はなく，経過中に門脈壁在血栓を認めたためワーファリンの内服を行っていました．そのためPIVKA Ⅱが高かったと考えられますね．

G：そうでした．PIVKA Ⅱ高値の理由がわかりませんでした．そうすると，今回はワーファリンの効果はなく門脈血栓増悪の為に胸腹水も増悪した可能性が考えられますね．ただ炎症の原因にはならなそうです….

Box 4　腹部造影CT(門脈相)検査所見：3か月前

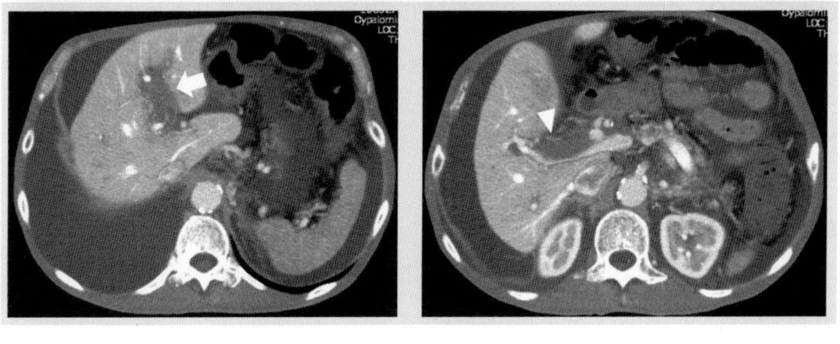

M：ここまでの検査で炎症の原因はまだ特定できませんかね？診察所見，CT所見をもう一度よく考えてみましょう．このケースで一番目立つ所見はなんでしたか？何か大事な疾患を忘れていませんか？

G：あ，このケースでは胸腹水が大量でした．もしかして，胸腹水の感染ですか？

M：ようやく，重要な点に気づきましたね．**CQ41** には，腹水のある患者で，腹痛および発熱を認める場合には，鑑別診断に特発性細菌性腹膜炎（SBP：spontaneous bacterial peritonitis）が挙がると記載され，69 %に発熱，59 %に腹痛などを認めるとされていますが，発熱，意識障害，悪寒など非特異的症状も多いです．ところで，腹膜炎であれば腹膜刺激徴候を認めると思いますが，このケースでは認めませんでしたね．なぜでしょう？

G：うーん．もしかして，腹水が多すぎて認めづらかったんですかね．

M：はい．腹水が大量の場合は，腹膜刺激徴候は起こりにくく，10%程度無症状の場合もあるとされているんですよ．

G：このケースでは肝硬変が背景にありました．**CQ95** に，SBP は腹水を生じる基礎疾患があり，その中で肝硬変が最も多いと記載されています．腹水を伴う肝硬変で発熱や腹痛があれば，SBP を考えないといけなかったですよね．

M：そうですね．重要な合併症の一つですよね．では，診断はどうしましょう？

G：**CQ95** に，SBP は腹水中の好中球数により診断されるとあります．腹水試験穿刺を施行します．今回は胸水穿刺もですね．

M：では胸腹水穿刺の結果を見てみましょう (**Box 5**).

胸腹水穿刺検査所見

胸水の好中球は 30 /μL で，培養は陰性．腹水は混濁し，好中球は 260 /μL，培養では Escherichia coli が検出された．

G：胸水培養は陰性でしたが，腹水は混濁していました．腹水培養から E.coli が検出され，SBP と診断できます．

M：はい，**CQ95** にあるように，基礎疾患に肝硬変が多く，肝腎症候群や播種性血管内凝固症候群などを合併しやすいため，早期診断が重要で，簡便な腹水穿刺による好中球数の評価が大切です．画像所見で，消化管穿孔などの二次性腹膜炎が否定された場合は，速やかに腹水穿刺を行い，好中球数の確認をすることがよいです．

G：**CQ95** には，腹水中の好中球が 250 /μL 以上で，培養陽性であれば SBP と確定診断できるとあり，このケースでは 260 /μL でしたので確定ですね．

M：そうですね．腹水培養が陰性になることも多いので，腹水中の細胞数が診断の決め手となることもあります．ちなみに，採取した腹水をベッドサイドで直接血液培養用のボトルに入れることで，起因菌の検出率が向上すると言われています．SBP は，診断・治療が遅れるほど予後不良となる報告もありますので，診断がつき次第速やかな治療が必要です．治療はどうしましょう？

G：キノロン系の抗菌薬が多く使用されている印象があります．

M：はい，SBP は予防的抗菌薬の適応であり，キノロン系薬剤が広く使用されています．一般的には，SBP と診断された場合は，グラム染色と培養の結果を

Box 5　胸腹水検査所見

胸水：		腹水：	
ALB	0.5 g/dL	ALB	0.3 g/dL
LDH	130 U/L	LDH	118 U/L
蛋白	1.2 g/dL	蛋白	0.6 g/dL
糖	150 mg/dL	糖	695 mg/dL
好中球数	30 /μL	好中球数	260 /μL
胸水培養：		**腹水培養：**	
negative		*Escherichia coli*	

待つ間は3世代セフェム，特にセフォタキシムを少なくとも5日間，好中球数が250/μL未満になるまで投与します．幸いこのケースは早期に診断がつき，治療への反応性も良好であったことから速やかに軽快しました．しかし，診断·治療が遅れるほど予後不良となる報告もありますので，SBPの可能性がある症例が受診したら除外の為にも早期に腹水穿刺を検討するべきと考えます．

G：今後は，肝硬変，ネフローゼ症候群，悪性腫瘍などの基礎疾患，腹水貯留，原因不明の炎症高値を認めた場合は，SBPを念頭におき，診療にあたります．

M：はい．特に，肝硬変患者で最も頻繁に見られる細菌感染症はSBPで累積発症率 31.1 %，2位が尿路感染症で 25.2 %，3位が肺炎で 21.4 %であったと報告されています．SBPは腹膜炎であるので発熱や腹痛が最も多い症状ですが，消化管穿孔による二次性腹膜炎のように多量の細菌侵入を生じないため，顕性症状を欠く例にしばしば遭遇します．今回のケースでも圧痛や腹膜刺激徴候は認めませんでしたね．

ちなみに，腹水中の好中球が250 /μL以上で外科的に治療可能な腹腔内感染がなければ，細菌培養の結果を待たずにSBPと診断して直ちに治療に入ることが推奨されています．そのため，腹水中の好中球250 /μL 以上という診断基準は絶対的なものではなく，実際には急速な腹水の増加，腎機能悪化，腹痛，発熱，炎症反応など，SBP を疑う症状があり，100 /μL 前後以上の好中球数であれば，SBP と判断して治療を開始することが多いです．

診断についての補足ですが，**CQ50**にあるように，PCT，CRPはSBPの診断および治療経過，予後予測の評価の指標になり得，PCTはCRPよりも有用であると考えられています．しかしガイドラインで定められた菌の検出，好中球数の増加と比較して特に有意義な指標になり得るという報告はなく，そのためSBPが疑われる場合は菌の検出，好中球の増加により診断し，PCT，CRPは経過を評価する基準の一つとすることがよいと考えます．

また，症状は肝細胞癌の腹腔内出血（いわゆる肝癌破裂）とやや似ており，破裂を疑って試験穿刺をするとSBPだった，ということもよくあります．

G：そうなんですね．今回のケースはいろいろ勉強になりました．

M：最後に，もう少し勉強しましょう．今後も多くの腹痛を伴うケースに遭遇することがあると思います．**CQ20** に，どうような薬剤であっても急性腹症（腹痛）の影響は否定できないため，患者の使用薬剤はすべて明らかにする必要があると記載されています．このケースでは多くの薬剤を内服していますが，NSAIDs やステロイドなど，腹痛を来しやすい薬の内服はありませんでしたか？

G：ありませんでした．

M：非選択性 β blocker は，肝硬変に伴う門脈圧亢進症の患者において門脈圧を低下させるという効果もあります．この患者さんは非選択性 β blocker の内服はありましたか？

G：なかったです．

M：SBP 患者では非選択性 β blocker は血行動態の不安定化，急性腎障害，肝腎症候群の発症などのリスク因子となります．この患者さんは狭心症や高血圧があり，循環器の先生から非選択性 β blocker の投薬も検討されていましたが，糖尿病もあり内服はしていませんでした．ちょっと，難しい話でしたが，頭に入れておくとよいでしょう．

High-value Care & Low-value Care

高価値な医療：

基礎疾患や身体診察所見で SBP が疑われた場合は，早期に腹水試験穿刺を行い，腹水中好中球数の測定と細菌培養を必ず行うこと．

低価値な医療：

腹膜刺激徴候が無いことで SBP を鑑別から除外し，早期の腹水検査を行わずに予後を悪化させてしまうこと．

Glossary：腹部膨満と腹水 (frog-belly)

腹部膨満（感）は「お腹が張る」という自覚症状のあることをいう．一方，他覚的に，臥位で臍部や腹部の一部が剣状突起と恥骨を結ぶ線より突出している場合を腹部膨隆という．腹水は診察上，約 1000 ㎤以上で認識可能である．

通常，腹水は血清と腹水のアルブミン濃度差（serum-ascites albumin gradient: SAAG）が 1.1 g/dL 以上であれば漏出性，1.1 g/dL 未満であれば滲出性と判断され，両者の鑑別はそれぞれに特有の病態が関係するため極めて重要である．肝硬変患者で腹水（通常漏出性）が貯留した場合は，腹壁の緊張がないため，立位では下腹部の膨隆が目立ち，仰臥位では側腹部が膨隆するいわゆる蛙腹 (frog-belly) を呈し，しばしば臍の突出 (臍ヘルニア) も認める．一方，炎症性・癌性腹水（通常滲出性）では腹壁の緊張を伴い，腹部は側壁より前方に膨隆し，いわゆる尖腹 (pointed abdomen) となることが多い．ただし，肝硬変に SBP や癌性腹膜炎などを合併した場合は滲出性腹水を呈することもあるので注意が必要である．

Short Lecture：特発性細菌性腹膜炎 (SBP)

腹水を有する非代償性肝硬変例の約 10 ～ 20 %に認められる合併症である．「特発性」の文字が示すように，消化管穿孔のような明らかな感染の原因を伴うことなく，細菌性の腹膜炎を生じる．SBP は腹膜炎であるので発熱や腹痛が最も多い症状だが，消化管穿孔による二次性腹膜炎のように多量の細菌侵入を生じないため，顕性症状を欠く例にしばしば遭遇する．

その為診断には腹水中の好中球数算定が必須となり，腹水中の好中球数が 250 /μL 以上で細菌培養が陽性であれば確定診断となる．

SBP の最も一般的な起因菌は，グラム陰性の大腸菌（*Escherichia coli*），肺炎桿菌（*Klebsiella pneumoniae*）とグラム陽性の肺炎レンサ球菌（*Streptococcus pneumoniae*）であるが，関与する微生物は通常 1 種類のみである．

肝硬変患者の消化管内では，IgA や胆汁酸（殺菌作用あり）の分泌が低下は消化管内での細菌増殖を惹起し，さらに門脈圧亢進によって生じた消化管壁浮腫により細菌が消化管上皮から腸管以外の臓器に侵入（Bacterial translocation）し腸間膜リンパ節に達する確率が高くなる．また，肝硬変では網内系（組織球，貪食細胞）の機能が低下しており，細菌を処理しきれず菌血症が持続する．そして，蛋白濃度が低い腹水は，マクロファージや好中球の細菌処理を助ける補体などのオプソニンとして働くものが少ないため，細菌が入り込むと増殖には格好の場になる．

腹水穿刺までの時間が遅れるほどSBP患者の予後は不良であり，早期の腹水検査が望ましい．また，SBPでは抗菌薬にアルブミン静注の併用が，肝腎症候群の予防や死亡率の低下に寄与しているとの報告がある．

Recommendations

SBPは時に致死的な経過となる場合があるので，疑わしい場合は早期に腹水検査を行い診断する必要がある．

学習のキーポイント

□ **特発性細菌性腹膜炎の臨床像の特徴を知る．**

- ■ 基礎疾患の存在
- ■ 非特異的症状あるいは無症状なこともある

□ **迅速な確定診断に繋がる検査と治療を施行する**

- ■ 疑ったらまずは腹水検査の提出
- ■ 早期の抗菌薬治療

References

1) Fernandez J. et al: Bacterial infections in cirrhosis: epidemiological changes with invasive procedures and norfloxacin prophylaxis. Hepatology 2002 ; 35 : 140-8

2) Caly WR, et al: A prospective study of bacterial infections in patients with cirrhosis. J Hepatol 1993 ; 18 : 353-8

3) Pinzello G, et al: Spontaneous bacterial peritonitis: a prospective investigation in predominantly nonalcoholic cirrhotic patients. Hepatology 1983 ; 3 : 545-9.

4) Hoefs JC et al: Spontaneous bacterial peritonitis. Hepatology 1982 ; 2 : 399-407.

5) Carey WD, et al: Spontaneous bacterial peritonitis: clinical and laboratory features with reference to hospital-acquired cases. Am J

Gastroenterol 1986 ; 81 : 156-61.

6) Runyon BA: Monomicrobial nonneutrocytic bacterascites: a variant of spontaneous bacterial peritonitis. Hepatology. 1990 ; 12 : 710-5.

7) 日本消化器病学会・日本肝臓学会． 肝硬変診療ガイドライン 2020, 南江堂, 2020.

8) Kim JJ, et al: Delayed paracentesis is associated with increased in-hospital mortality in patients with spontaneous bacterial peritonitis. Am J Gastroenterol. 2014 ; 109 : 1436-42.

9) Yang SK et al: Significance of serum procalcitonin as biomarker for detection of bacterial peritonitis: a systematic review and meta-analysis. BMC Infect Dis. 2014 ; 22 : 14 : 452.

10) Guarner C et al. Intestinal bacterial overgrowth and bacterial translocation in cirrhotic rats with ascites. J Hepatol 1997 ; 26 : 1372-8

11) Steffen EK, et al: Comparison of translocation rates of various indigenous bacteria from the gastrointestinal tract to the mesenteric lymph node. J Infect Dis. 1988 ; 157 : 1032-8.

12) Sheer TA, et al: Spontaneous bacterial peritonitis. Dig Dis. 2005 ; 23 : 39-46.

Highlight

Abdominal pain without peritoneal irritation —Is it a fatal peritonitis?

Patient: a man in his 70s.

Chief complaint: abdominal pain, bloating, fever, difficulty in breathing.

History of present illness：He has been repeatedly hospitalized and discharged because of refractory ascites, hepatic encephalopathy and portal vein wall thrombus caused by alcoholic decompensated cirrhosis. He had experienced dull pain and bloating in his whole abdomen from a few days before. After that, he felt fever and difficulty in breathing, so he visited author's outpatient clinic for emergencies.

Past medical history: hypertension, diabetes (under internal treatment), after surgery for coronary stent for angina.

Internal medicine: Aminoleban EN powder mix, Tolvaptan, Spironolactone, L-Cartin, Valsartan, Glimepiride, Warfarin

Physical findings: height 172 ㎝, weight 55.4 ㎏, blood pressure 96/58 mmHg, pulse rate 94 /minute, temperature 37.8 ℃. His consciousness was lucid, and had anemia in his bulbar conjunctiva, but didn't have conjunctival icterus. His cardiac sound was regular, and his breath sounds decreased on the right side. His abdomen showed spider angioma and elevated presenting so-called frog-belly. He had neither tenderness nor peritoneal irritation, also hepatosplenomegaly nor tumor were palpable.

Spontaneous bacterial peritonitis (SBP) happens to take a fatal course sometimes, so, when suspected, it is necessary to conduct early the ascites test.

(松井 貴史)

索引

「日本の高価値医療」シリーズ ⑦
急性腹症チャレンジケース

2021年 4月15日　第1版第1刷 ©

編　　者　島田 長人
発 行 人　尾島　茂
発 行 所　株式会社　カイ書林
〒330-0033　埼玉県さいたま市見沼区御蔵 1444-1
電話　048-797-8782　FAX　048-797-8942
Eメール　generalist@kai-shorin.co.jp
HPアドレス　http://kai-shorin.co.jp
ISBN　978-4-904865-57-6　C3047
定価は裏表紙に表示
印刷製本　小宮山印刷工業株式会社